Lenchewski

Raus aus der Essfalle

Raus aus der Essfalle

Wie Sie Hormone, Gehirn und Emotionen zu Ihren Verbündeten machen

Shira Lenchewski

Aus dem Amerikanischen übersetzt von Bettina Snowdon

TRIAS

Bibliografische Information der Deutschen Nationalbibliothek

Die Deutsche Nationalbibliothek verzeichnet diese Publikation in der Deutschen Nationalbibliografie; detaillierte bibliografische Daten sind im Internet über http://dnb.d-nb.de abrufbar.

Die US-amerikanische Originalausgabe erschien 2016 unter dem Titel »The Food Therapist«.

Dieses Werk wurde vermittelt durch die Literarische Agentur Thomas Schlück GmbH, 30161 Hannover

1. Auflage 2019

Rüdigerstr. 14
70469 Stuttgart
Deutschland

www.trias-verlag.de

Printed in Germany

Programmplanung: Uta Spieldiener
Projektmanagement: Annalena Müller
Redaktion: Isabel Lück
Übersetzung: Bettina Snowdon, Hamburg
Umschlaggestaltung: FAVORITBUERO, München
Layout: CYCLUS Visuelle Kommunikation, Stuttgart
Bildnachweis:
Umschlagfoto: AlexLMX, shutterstock
Zeichnungen: Christine Lackner, Ittlingen
Satz: Ziegler und Müller, text form files, Kirchentellinsfurt
gesetzt in APP/3B2, V. 9
Druck: Westermann Druck Zwickau GmbH, Zwickau

ISBN 978-3-432-10893-3 1 2 3 4 5 6

Auch erhältlich als E-Book:
eISBN (epub) 978-3-432-10894-0

Wichtiger Hinweis: Wie jede Wissenschaft ist die Medizin ständigen Entwicklungen unterworfen. Forschung und klinische Erfahrung erweitern unsere Erkenntnisse. Ganz besonders gilt das für die Behandlung und die medikamentöse Therapie. Bei allen in diesem Werk erwähnten Dosierungen oder Applikationen, bei Rezepten und Übungsanleitungen, bei Empfehlungen und Tipps dürfen Sie darauf vertrauen: Autoren, Herausgeber und Verlag haben große Sorgfalt darauf verwandt, dass diese Angaben dem Wissensstand bei Fertigstellung des Werkes entsprechen. Rezepte werden gekocht und ausprobiert. Übungen und Übungsreihen haben sich in der Praxis erfolgreich bewährt.
Eine Garantie kann jedoch nicht übernommen werden. Eine Haftung des Autors, des Verlags oder seiner Beauftragten für Personen-, Sach- oder Vermögensschäden ist ausgeschlossen.

Datenschutz: Wo datenschutzrechtlich erforderlich, wurden die Namen und weitere Daten von Personen redaktionell verändert (Tarnnamen). Dies ist grundsätzlich der Fall bei Patienten, ihren Angehörigen und Freunden, z. T. auch bei weiteren Personen, die z. B. in die Behandlung von Patienten eingebunden sind.

Liebe Leserin, lieber Leser,
hat Ihnen dieses Buch weitergeholfen?
Für Anregungen, Kritik, aber auch für Lob sind wir offen. So können wir in Zukunft noch besser auf Ihre Wünsche eingehen. Schreiben Sie uns, denn Ihre Meinung zählt! Ihr TRIAS Verlag

E-Mail Leserservice: kundenservice@trias-verlag.de

Adresse:
Lektorat TRIAS Verlag, Postfach 30 05 04,
70445 Stuttgart
Fax: 0711-8931-748

Lassen Sie sich inspirieren!
www.pinterest.com/triasverlag

Besuchen Sie uns auf facebook!
www.facebook.com/trias.tut.mir.gut

Für Andrew, selbstverständlich.

Die Autorin

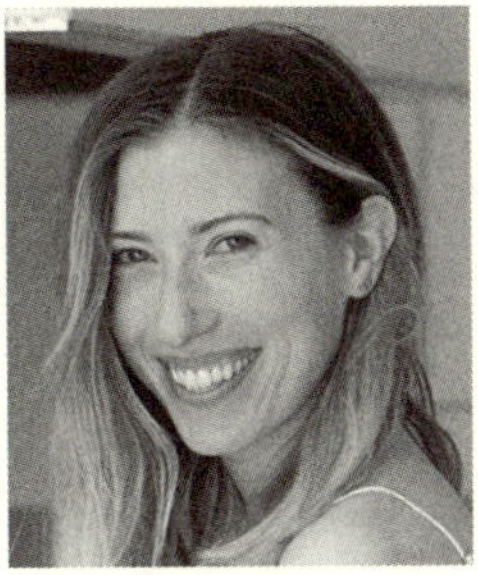

Dass das Wissen über die richtige Ernährung und die Umsetzung im Alltag zwei Paar Schuhe sind, die zusammenpassen wie Sneakers und Highheels, weiß **Shira Lenchewski** aus der täglichen Arbeit. In ihrer Praxis für Ernährungsberatung hilft sie ihren Patientinnen, die eigene Beziehung zum Essen zu durchschauen und neu zu ordnen – und damit ein ganz neues gesundes Essverhalten zu entdecken. Die Ernährungswissenschaftlerin studierte Klinische Ernährung an der New York University und arbeitete anschließend am renommierten Mount Sinai Medical Center in New York. Heute lebt und arbeitet sie in Los Angeles – an ihrer Seite nicht nur ihr Ehemann Andrew, sondern auch ihr kleiner Sohn Oliver.

Inhalt

Einleitung

»Es ist kompliziert« – so oder so ähnlich würden die meisten wahrscheinlich antworten, wenn man sie nach der Beziehung zu ihrer Ernährung fragte. Tatsächlich ist unser Verhältnis zu unserem Essen ein sehr stark mit Emotionen verbundener Aspekt in unserem Leben, der uns aber andererseits auch schnelle Befriedigung verschafft. Man könnte dieses Verhältnis auch mit einer Liebesbeziehung vergleichen: Solange sie gut läuft, ist alles traumhaft schön – Leidenschaft, Begeisterung, Wohlbefinden und Vertrauen sind all die Dinge, die wir dann schätzen und genießen. Doch wenn die Beziehung fade wird oder gar angespannt ist, dann fühlt sie sich an wie ein einziger Kampf. Zu manchen Zeiten müssen wir uns dann jeden Schritt, den wir gehen, und alles, was wir investieren, zweimal überlegen oder geben sogar ganz auf. Während in jeder echten Liebesbeziehung Komplikationen vorprogrammiert sind – schließlich muss man solche Dinge wie Vertrauen, Fairness, und die vielen Probleme des Alltags zu zweit aushandeln –, muss es mit unserem Verhältnis zu unserer Ernährung nicht zwangsläufig ebenso sein.

Geradezu verblüffend ist auch, dass die meisten Menschen ihre Liebesbeziehung lang und breit (und manchmal auch wirklich viel zu viel) analysieren – was die Beziehung zu ihrer Ernährung angeht aber dagegen nicht gerade in die Tiefe schürfen. Doch leider ist es eine unumstößliche Tatsache: Wenn wir uns nicht mit den Hintergründen dieser lebenswichtigen Beziehung befassen, werden wir es nicht schaffen, unsere Ernährung so zu gestalten, dass sie in Einklang mit unseren Wünschen steht und uns gleichzeitig gesund hält. Meiner Beobachtung nach haben die meisten Menschen noch nicht einmal an der Oberfläche ihrer eigenen Ernährungsgeschichte gekratzt.

Wenn ich danach gefragt werde, woher mein Interesse an Ernährung stammt, schildere ich meistens die Erfahrungen aus meiner Jugend. Als junge Athletin (im Rudern) hatte Essen für mich einzig und allein den Wert als reiner Treibstoff für den Körper. Viel später erst wurde mir klar, dass ich ausgeblendet hatte, was viel wichtiger und relevanter ist: das große Ganze. In den 1990er-Jahren aufgewachsen, war ich ein überängstliches und schüchternes Kind. Zu dieser Zeit befanden sich der Fettfrei-Wahn und andere skurrile Diäten auf ihrem Höhepunkt. Ich wuchs mit dem allgegenwärtigen Thema Körpergewicht auf. Meine Familienmitglieder klagten so oder ähnlich: »Uah, ich bin so fett! Sieh doch nur, wie mager sie dagegen ist!« Als Kind und Jugendliche sah ich zwar gesund aus, fühlte mich aber ganz und gar nicht wohl in meiner Haut. Meinen Körper mochte ich zwar nicht, doch ich liebte es, zu essen. Deshalb dachte ich, ich müsse mich für einen von zwei möglichen Wegen entscheiden, denn in meiner Vorstellung gab es nur ein Entweder-oder: Entweder, ich würde mich in meinem Körper wohlfühlen, mir aber die Freuden des leckeren Essens versagen müssen, oder ich würde das Essen genießen, mich dafür aber vom Wunsch nach der Traumfigur verabschieden. Ohne irgendwelches Hintergrundwissen, ohne jegliche Selbstwahrnehmung oder gar Verantwortung mir selbst gegenüber wurde ich so die Queen der Diätcola und fader, dressingfreier Salate. Irgendwann stellte ich fest, dass das nicht nur eine äußerst traurige Art zu leben ist, sondern dass diese Selbsteinschränkungen auch gar nicht funktionieren. Man ist ständig hungrig und denkt ohne Unterbrechung ans Essen. Und ehrlich gesagt hatte ich wichtigere Dinge zu tun.

Diese eingeschränkte Sichtweise führte bei mir letztlich zum Umdenken. Doch ich hätte es nie geschafft, einen anderen Gang einzulegen, wenn es mir nicht gelungen wäre, mir für all die Jahre selbst zu verzeihen, in denen ich es in Sachen Ernährung gründlich vermasselt hatte. Also verzeihen dafür, dass ich so gegessen hatte, also würde ich mit angezogener Handbremse bergauf fahren. Mein Fazit also war, dass wir nicht zwischen gutem Aussehen und Wohlbefinden auf der einen Seite und köstlichem, aromatischem und befriedigendem Essen auf der anderen Seite wählen müssen. Im Gegenteil: Für eine dauerhaft gesunde Ernährungsweise müssen beide Faktoren zusammenkommen. Aus genau diesem Grund verzichte ich auch komplett auf Saftkuren, religiöses Fasten oder extreme Ernährungseinschränkungen. All das habe ich schon ausprobiert, doch es fühlte sich nicht nur falsch an, sondern führte auch nicht zu den gewünschten Erfolgen. Seien Sie versichert: Der Grund dafür, dass ich mich so klar über Ernährungs-Misserfolge äußern kann, ist der, dass ich sie bestens kennengelernt habe, sowohl im beruflichen Kontext als auch privat am eigenen Leib.

Ein paar Eckpunkte zu meinem beruflichen Hintergrund: Ich bin zertifizierte Ernährungsberaterin bzw. Ernährungstherapeutin mit eigener Praxis in Los Angeles. Ehrlich gesagt war es nicht ganz das, was ich mir nach meinem Studium der klinischen Ernährung vorgestellt hatte, aber mittlerweile habe ich mir diese Ausrichtung völlig zu eigen gemacht. An der New York University (NYU) vertiefte ich mich mit riesiger Begeisterung in Biochemie und organische Chemie (das ist kein Scherz, ich bin ganz verrückt nach Wissenschaft). Doch nachdem ich meine Assistenzzeit im Krankenhaus (Mount Sinai Hospital in New York City) abgeschlossen hatte, wurde mir klar, dass all dieser Wissenschaftskram für die emotionalen Aspekte des täglichen Lebens nur eine winzige Nebenrolle spielt. In meiner Praxis arbeite ich heute mit ganz unterschiedlichen Menschen (v. a. Frauen und Mädchen) – von Lektoren über Anwälte, Studenten, Schülern und Schauspielern bis zu berufstätigen Müttern – eine wirklich bunte Mischung. Schon vor einiger Zeit fiel mir ein ständig wiederkehrender Konflikt auf, der mir bis heute immer wieder begegnet: Die meisten meiner Klienten können herunterbeten, was sie tun sollten – weniger zugesetzten Zucker essen, auf Portionsgrößen achten, im Restaurant eine gesündere Auswahl treffen etc. Das Problem ist nur, dass sie das einfach nicht regelmäßig umsetzen. Anders ausgedrückt: Bei den meisten Menschen gibt es eine riesige Lücke zwischen ihrem Ziel, gesünder zu werden oder abzunehmen, und ihren täglichen Essgewohnheiten. Bevor ich also mit meinen Klienten zusammen einen Ernährungsplan erstelle, geht es erst einmal wie in einer klassischen Therapiesitzung zu: Wir finden heraus, was sie an der Umsetzung hindert.

Aber wie kommt es, dass viele von uns zwar motiviert sind, besser auszusehen und sich besser zu fühlen, und dabei sogar wissen, wie sie das erreichen können – aber trotzdem nicht dementsprechend handeln? Es kommt nicht etwa daher, dass wir alle Versager sind (obwohl wir ironischerweise genau das oft glauben). Vielmehr hängt es hauptsächlich damit zusammen, dass die allermeisten von uns ein problematisches Verhältnis zum Essen haben. Rechnet man dann noch den emotionalen Ballast dazu, der zu diesem heiklen Minenfeld dazukommt, die täglichen Ablenkungen, die jeder von uns kennt, und all die physiologischen Aspekte, die ebenfalls eine Rolle spielen, dann ist es überhaupt nicht mehr verwunderlich, dass wir unsere Gesundheitsziele verfehlen. Die traurige Wahrheit ist, dass unsere guten Absichten angesichts all dieser Störfaktoren schlecht in wirksame Aktionen umzusetzen sind, denn wir arbeiten ständig gegen uns selbst.

Aber es gibt auch eine gute Nachricht: Es ist wissenschaftlich erwiesen, dass wir unsere Hirnfunktion beeinflussen können – in jedem Lebensalter. Wir können unsere Willenskraft stärken und gesunde Gewohnheiten und Verhaltensweisen erlernen – selbst wenn uns diese Gewohnheiten und Verhaltensweisen unnatürlich erscheinen. Doch das gelingt nur, wenn wir willens sind, unsere »Denkmuskeln« zu dehnen und dieses Training auch regelmäßig durchzuführen. Als ersten Schritt gilt es, die persönlichen Blockaden zu erkennen und diese dann zu entfernen. Dadurch wird es möglich, neue Strategien im Umgang mit diesen Ursachen zu finden, um in Zukunft kluge Entscheidungen bezüglich der Ernährung zu treffen und damit das gesetzte Ziel (welches auch immer es sein mag) zu erreichen.

Genau das ist es, was Sie mithilfe dieser Lektüre lernen können. Teil 1 des Buches funktioniert wie eine persönliche Ernährungstherapiesitzung, in der ich Ihnen dabei helfe, Ihre eigene Essensgeschichte zu erforschen und zu verstehen. Was führt dazu, dass Sie essen oder dass Sie an Gewicht zunehmen? Wann verlieren Sie die Kontrolle und was bedeuten Ihnen Genuss und Wohlbefinden? Sie nähern sich den Gründen, die Sie von Ihren Absichten, gesund zu essen, abhalten. Diese Informationen können Sie als Fahrplan nutzen, um den besagten Umständen in Zukunft aus dem Weg zu gehen. Dann werden Sie unterstützende, gut umsetzbare Strategien in Bezug auf Ihr Essverhalten erlernen. Dazu gehört auch, Körpersignale zu erkennen und zu deuten und Ihre Willenskraft gezielter immer dann einzusetzen, wenn Sie sie brauchen. In Teil zwei dieses Buches erstelle ich für Sie einen Ernährungsplan, der Ihre Hormone für Sie arbeiten lässt. Dazu gehören neben Speiseplänen und Rezepten auch Strategien, die diesen Plan leicht umsetzbar machen – und zwar dauerhaft und mit Freude. Ich gebe Ihnen ebenfalls ein paar Werkzeuge an die Hand, die Sie schnell wieder auf die rechte Spur führen, wenn Sie vom Weg abgekommen sind (so was passiert, so ist nun mal das Leben). All das wird Ihnen eine Unterstützung dabei sein, sich neue Verhaltensweisen anzueignen, die zu Gewohnheiten werden – und die Bikinisaison und die guten Neujahrsvorsätze überdauern.

Wenn Sie dieses Buch gelesen haben, nehmen Sie das Steuer selbst in die Hand. Es sind nicht Ihre Emotionen, Ihre Umwelt oder andere Faktoren, die Ihnen vorgeben, was und wie viel Sie essen. Sie werden in der Lage sein, die Entscheidung darüber selber zu treffen. Ich bin sicher, dass Sie Besseres zu tun haben, als sich nur wegen des Essens zu stressen. Also, los geht's!

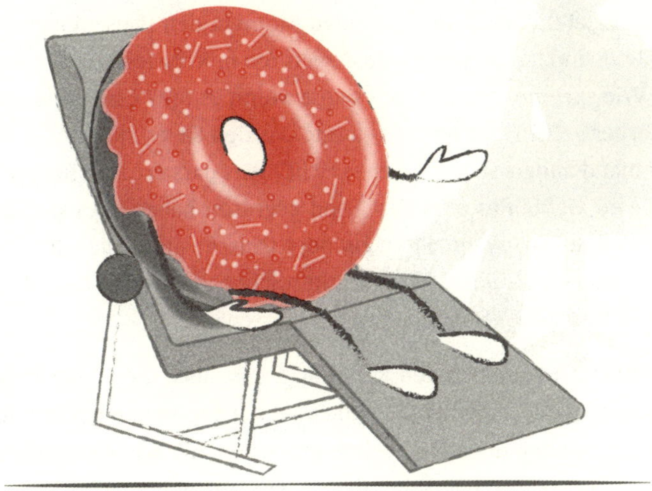

Teil 1
Ihre persönliche Ernährungstherapie

1 Zeit für ein Gespräch mit sich selbst

Drücken Sie jetzt einfach mal für einen Moment den Pausenknopf in Ihrem Alltag und lassen Sie uns einsteigen. Ich möchte Sie gerne etwas fragen: Wie sprechen Sie mit sich selbst, wenn es ums Essen und um Ihren Körper geht? Oder besser gefragt: Würden Sie es zulassen, dass irgendjemand anders so mit Ihnen spricht? Was passiert zum Beispiel, wenn Sie zu viel Süßes oder Fast Food gegessen haben? Denken Sie dann, dass Ihre Essgewohnheiten *gut* oder *schlecht* sind, *brav* oder *ungezogen*? Urteilen Sie über sich selbst in solchen wertenden Begriffen, wenn es darum geht, was und wie viel Sie essen?

Wie die meisten komplizierten Beziehungen ist auch die zu unserem Essverhalten streng reglementiert und baut auf der wohl engsten Bindung überhaupt auf: der zu uns selbst. Jeder, der jemals in einer engen Liebesbeziehung gelebt hat, kennt das: Je besser man jemanden kennt, desto mehr Fehler entdeckt man an ihm. Es ist nicht schwer, jemanden innig zu lieben, wenn alles weichgespült ist. In ernsten, loyalen Beziehungen ist das anders. Es bedeutet, sich für die Beziehung zu *entscheiden, obwohl* der andere Fehler hat. Das kann beängstigend und herausfordernd sein. Ich rede nicht von kleinen Marotten wie einen Ordnungsfimmel oder die Angewohnheit, beide Betthälften in Beschlag zu nehmen – das sind keine echten Defizite. Ich rede über die ernsteren Dinge, zum Beispiel wie der Partner reagiert, wenn er unter Druck ist oder es ihm schlecht geht. Abhängig von Ihnen selbst und Ihrem Partner können diese unerfreulichen, manchmal enttäuschenden Eigenschaften das Aus der Beziehung bedeuten.

Diesen Luxus – uns trennen zu können – haben wir in der Beziehung zu uns selbst nicht. Wenn wir zu viel essen oder mit unserem Körper unzufrieden sind, können wir nicht die weiße Fahne schwenken und sagen: »*Es ist nicht deine Schuld, es liegt an mir.*« Stattdessen ziehen wir uns oft in die Schmollecke zurück. Dabei wäre es doch viel besser, der Enttäuschung mit Mitgefühl zu begegnen, so wie wir es auch mit unseren Liebsten täten. Meiner Ansicht nach bedeutet eine loyale Beziehung, die gesund und beständig ist, dass beide Partner bereit sind, sich nicht gegenseitig fallenzulassen, nur weil es mal schwierig ist. Nicht nur mit unserem Partner, sondern auch mit unseren besten Freunden und auch anderen Menschen gehen wir auf diese tolerante Weise um. Warum begegnen wir uns selbst nicht mit derselben Toleranz und der liebevollen Zuwendung, *besonders* dann, wenn es ums Essen und unseren Körper geht? Im Idealfall sollten wir doch alle diese Fähigkeit anstreben, zu akzeptieren, nicht perfekt zu sein. Nicht nur, weil sich das einfach besser anfühlt, sondern auch, weil es dabei hilft, auf Dauer gesündere Entscheidungen zu treffen. Sich als nicht perfekt zu akzeptieren ist quasi Teil des geheimnisvollen Klebstoffs, der die Lücke zwischen dem Wunsch, gesünder zu essen, und den tatsächlichen täglichen Entscheidungen für eine gesunde Lebensweise zu schließen vermag. Also, geben Sie sich selbst das Versprechen, sich und Ihren Körper zu akzeptieren, an guten wie an schlechten Tagen. Das heißt nicht, dass Sie Ihre schlechten Gewohnheiten oder Ihre Cellulite lieben, aber es heißt, sie als Teil Ihrer Persönlichkeit und Ihrer Geschichte zu akzeptieren (zumindest im Moment). Ich weiß, das klingt etwas gefühlsduselig, aber bitte bleiben Sie bei mir! Ironischerweise können Sie dann, wenn Sie sich selbst akzeptieren – ganz ohne den dichten Nebel aus Scham und Negativität, der den Blick auf Sie selbst verschleiert –, den wahren Blockaden auf den Grund gehen und an dem arbeiten, was Sie verändern können. Als ersten Schritt können Sie einmal Tag für Tag beobachten, wie Sie mit sich selbst umgehen – wie genau Sie auf Ihre eigenen Wünsche eingehen, wie Sie Ihre Bedürfnisse ergründen und wie anteilnehmend Sie sich selbst gegenüber sind. Das alles sind Dinge, die die Qualität der Beziehung zu Ihnen selbst ausmachen.

Vielleicht denken Sie jetzt: »Das klingt ja alles ganz gut, aber was hat das mit Ernährung zu tun?« Nun, diese Fürsorge (oder eben der Mangel daran) beeinflusst auch Ihr Verhältnis zum Essen. Dies spielt eine zentrale Rolle dabei, was, warum und wie viel Sie essen und auch, wie es Ihnen damit geht. Fakt ist, dass unsere Lebensmittelwahl und die Art, wie wir uns ernähren, eng damit verknüpft sind, wie wir unseren

Körper bewerten (beispielsweise »Mein Bauch ist fett« oder »Ich hasse meine Hüften«) und wie wir über uns selbst sprechen (»Ich habe null Selbstkontrolle« oder »Ich bin so ein Faulpelz«) – besonders dann, wenn wir unsere guten Vorsätze vergessen. Dasselbe gilt für unser Verständnis der eigenen Essenshistorie gegenüber (wozu auch die bösen Geister zurückliegender Diäten gehören). Ein gesundes Verhältnis zum Essen zu haben heißt, immer in der eigenen Mannschaft zu spielen, und zwar nicht nur dann, wenn wir gerade leistungsfähig und erfolgreich sind.

Bei der Arbeit mit meinen Klienten habe ich immer wieder festgestellt, dass man zuerst die eigene Beziehung zu seiner Ernährung klären muss. Bevor wir aus der Abwärtsspirale der Scham (kurz: Schamspirale) ausbrechen können, müssen wir unsere Essgewohnheiten akzeptieren, auch wenn sie nicht ideal sind. Erst dann steht uns der Weg dafür offen, die Hemmnisse überhaupt erkennen zu können, die uns tagtäglich davon abhalten, uns für eine gute und gesunde Ernährung zu entscheiden. Das ist unabdingbar, denn um unser Essverhalten ändern zu können, müssen wir uns mit den Gründen auseinandersetzen, die uns vom besseren Essen, das wir ja eigentlich wollen, abhalten. Wann kommt man vom Kurs ab, warum verliert man das Ziel, sich gesünder zu ernähren, aus den Augen? Im Laufe der Jahre habe ich in meiner Praxis einige immer wiederkehrende und weit verbreitete Muster dafür entdeckt:

- bestimmte Überzeugungen in Bezug auf das Essen haben,
- es allen recht machen wollen (und sich dabei um des lieben Friedens willen an die Essgewohnheiten anderer anpassen),
- mit einer Ganz-oder-gar-nicht-Mentalität oder aber überkontrolliert zu essen,
- unbeständige Essgewohnheiten zu haben und
- zu essen, um gute Gefühle hervorzurufen und die schlechten für einen Augenblick zu vergessen.

Zu Beginn analysiere ich immer zusammen mit meinen Klienten ihre eigenen Hemmnisse, Essfallen und Neigungen. Das ist es auch, was wir jetzt hier tun werden. In diesem speziellen Fall werden Sie selbst einen tiefen Blick in Ihr Inneres werfen.

Es ist also Zeit, der Sache auf den Grund zu gehen und Ihr Verhältnis zu sich selbst zu analysieren. Jeder, der bei einem Date schon mal erlebt hat, nicht zu wissen, woran er ist, wird mir zustimmen: Ein *Gespräch* ist die direkteste und die menschlichste Art der Annährung, denn so können wir unsere eigene Position am besten einschätzen. Genauso verhält es sich auch mit unserem Verhältnis zum Essen. Die Psychologin Kelly McGonigal sagt dazu in ihrem Buch »Bergauf mit Rückenwind«: »... die wichtigste Voraussetzung für die Verbesserung der Selbstbeherrschung ist es zu erkennen, wie und warum wir die Beherrschung verlieren.« Genau davon spreche ich: Wenn Sie Ihr Essverhalten verändern wollen, dann müssen Sie einen Blick auf Ihre jetzige Position werfen und darauf, wie Sie dorthin gekommen sind. Es kann, wie bei jeder Beziehung, hart werden, sich mit dem eigenen emotionalen Gepäck und den eigenen Fehltritten zu konfrontieren. Aber denken Sie immer daran: Nicht die Bestrafung für dieses Fehlverhalten ist das Ziel, sondern die Erkenntnis. Es geht darum zu entdecken, wie, warum und wann Sie Ihre langfristigen Ziele aufgegeben haben für die Befriedigung spontaner Bedürfnisse. Dies ist der entscheidende erste Schritt dazu, die Kluft zwischen Ihren Absichten und Ihrem tatsächlichen Verhalten zu schließen. Um diesen Wandel anzustoßen, habe ich den folgenden Test entwickelt, mit dem Sie Ihrem eigenen Verhältnis zur Ernährung und Ihren Hinderungsgründen auf die Spur kommen.

Wenn Sie diesen Test durchgeführt haben, können Sie sich mit großer Wahrscheinlichkeit gleich bei ein paar Mustern einsortieren. Das ist völlig normal und Teil dessen, was Sie einzigartig macht. Indem Sie die Muster in jedem der Hemmnisse erkennen, öffnen Sie sich den Einblick in Ihr Inneres, in die Gründe Ihrer Ess-Entscheidungen. Auf diese Weise können Sie dann herausfinden, welche Modelle bei der Entscheidung für eine gesunde Ernährung für Sie nicht funktionieren oder Ihnen im Weg stehen. Es ist fast, als begännen Sie, über Ihre

»problematischen Neigungen« zu grübeln, aber ohne die drohende Untermalung durch gruselige Musik. Sie werden feststellen, dass Ihre »Essenssünden« gar nicht so bedrohlich sind, und können Ihre Energie auf die Umsetzung von Strategien verwenden, die Ihnen helfen werden. (Eines möchte ich an dieser Stelle noch klarstellen: Ich spreche nicht von Essstörungen, die als ernsthafte Krankheiten eine Behandlung erfordern, sondern ich spreche von den alltäglichen Dingen in Bezug auf das Essen, die wir alle kennen.)

So, genug ins Thema eingeführt, tauchen wir einfach tiefer ab.

Test: Was sind Ihre Ess-Muster?

Um die Hürden in Ihrer Ernährung aufzudecken, über die Sie immer wieder stolpern, lesen Sie die folgenden Aussagen durch und kreuzen Sie an, welche auf Sie zutreffen.

Vertrauensprobleme

- Familienfeiern und Buffets sind echt hart für mich. Ich kann mich einfach nicht zurückhalten und überfuttere mich regelmäßig.
- Ich versuche, zu Hause keine Süßigkeiten, kohlenhydratreiche Snacks, Chips oder Sonstiges zu essen, weil ich befürchte, sofort alles zu verputzen. Ich weiß genau, dass ich das tue.
- Ich habe keine starke Willenskraft. Ich glaube, das entsprechende Gen fehlt mir.
- Ich kenne die Grundlagen einer gesunden Ernährung. Aber ich vertraue mir nicht, gute und richtige Entscheidungen beim Essen zu treffen.
- Ich habe keinen besonders guten Draht zu meinem Körper. Ich bin nicht immer sicher, ob ich hungrig bin und wann es genug ist. Ich kenne meine Grenzen nicht.
- Trotz meiner guten Vorsätze erwische ich mich immer mal wieder dabei, zu viel oder etwas »Verbotenes« zu essen. Das ist echt ein Problem.

Die Rechtmacherei-Falle

- In Gesellschaft tendiere ich dazu, mich der Entscheidung der anderen am Tisch anzuschließen, und lasse sie das Essen aussuchen und bestellen.
- Ich möchte niemanden verärgern, wenn es ums Essen geht. Ich stelle keine Fragen zur Speisekarte oder habe gar Sonderwünsche.
- Es ist mir sehr wichtig, dass es anderen gut geht. Ich bin dafür bekannt, meine eigenen Interessen hinter die anderer zu stellen.
- Was meine Essgewohnheiten angeht, könnte man mich als Chamäleon bezeichnen. Ich spiegele die Essgewohnheiten der anderen Esser.
- Wenn Freunde oder Familie mir noch mehr zu essen aufladen wollen oder etwas anbieten, was nicht so mein Ding ist, dann fühle ich mich oft in ihrer Schuld und protestiere nicht.
- Ich mache Menschen gerne glücklich und würde niemals wollen, dass jemand wegen meiner Essenswahl frustriert ist. Ich möchte ganz grundsätzlich niemanden deprimieren.

Sorge vor Beliebigkeit

- Auswärts essen (und essen im Allgemeinen) ist für mich eine Gelegenheit, mal loszulassen und ganz und gar zu genießen. Ich habe das Gefühl, die Möglichkeiten nicht voll auszunutzen, wenn ich nicht aus dem Vollen schöpfe.
- Gesund essen oder sich beim Essen zurückhalten – das klingt für mich persönlich wie ein Horrortrip. Gut zu essen gehört zu den größten Freuden in meinem Leben.
- Ich mag es, was meine Alles-oder-nichts-Einstellung beim Essen demonstriert: meine lustbetonte, abenteuerliche, spontane Seite. Ich glaube, das schätzen auch andere Leute an mir, es ist eine meiner typischen Eigenschaften.
- Ich liebe das Risiko und hasse Monotonie beim Essen.
- Ich arbeite hart, also will ich auch mein Leben genießen, und das bedeutet auch, das zu essen, worauf ich Lust habe.
- Manchmal befürchte ich, dass die Leute mich als Spaßbremse oder als weniger liebenswert empfinden, wenn ich meine Essgewohnheiten verbessere.

Wunsch nach Kontrolle

- Ich bin generell sehr regelkonform. Je mehr Regeln es für das Essen und für andere Bereiche der Lebensweise gibt, desto besser.
- Jeden Tag das Gleiche zu essen vermittelt mir das Gefühl, alles in der Welt sei in Ordnung. Meine Routine gibt mir das Gefühl von Struktur.
- Manche Dinge würde ich mir nie erlauben zu essen, weil ich Angst vor dem Versagen hätte, wenn ich mir selbst überlassen bin.
- Ich erwarte gar nicht alles zu lieben, was ich esse, und das ist okay. Beständigkeit ist der Schlüssel.
- Ich bin von mir enttäuscht, wenn ich mir den Bauch vollgeschlagen oder das Falsche gegessen habe.
- Gut zu sein ist für mich wichtig. Wenn ich meine Essensregeln befolge, dann honoriere ich das.

Das Wechselbad-Muster

- Ich mache keine halben Sachen: Entweder, ich bin von etwas völlig besessen oder es ist mir total gleichgültig.
- Ich bin oft heiß darauf, ein neues Projekt anzugehen, habe aber Schwierigkeiten, das Interesse zu behalten, wenn der Reiz des Neuen vergangen ist.
- Ich habe eine bewegte Diät-Geschichte hinter mir: Ich probiere gerne die neuesten Gesundheits- und Essenstrends aus, aber bleibe selten lange dabei.
- Eigentlich bin ich schon motiviert, gesund zu essen, aber ich lasse mich dabei von meinem Umfeld leiten. Ich mache oft das mit, was bequem ist, oder entscheide mich für Essen, das mich mit seinem unwiderstehlichen Duft und seinem leckeren Aussehen verführt.
- Manchmal stürze ich mich in Dinge, die ich nicht gründlich genug durchdacht habe oder in etwas, von dem ich gar nicht weiß, warum das eigentlich Sinn für mich machen könnte.
- Ich erlaube oder versage mir oft Dinge, weil andere es auch tun.

Abhängigkeits-Aspekt

- Ich tendiere dazu, mir etwas Leckeres zu gönnen, um meine Gefühle zu manipulieren – entweder, um mich bei Frust besser zu fühlen oder um etwas zu feiern.
- Ich nasche oft, wenn ich etwas aufschiebe.
- Wenn ich emotional angeschlagen bin und es mir richtig schlecht geht, dann kann ich mein Essverhalten nicht kontrollieren. Ich neige dann dazu weiterzufuttern, auch wenn ich schon satt bin, nur um mich zu trösten.
- Was Essen angeht, lebe ich im Hier und Jetzt. Ich esse das, was mich in dem jeweiligen Moment glücklich macht.
- Ich hasse es, mürrisch zu sein. Gutes Essen muntert mich dann auf und lässt mich besser drauf sein, und das schaffen viele andere Dinge nicht.
- Ich nutze Essen oft, um mit aufwühlenden Situationen oder unangenehmen Gefühlen klarzukommen. Das kann eine Zeitlang helfen, aber zu guter Letzt bin ich dann noch frustrierter.

Wenn Sie eine oder mehrere Charakterisierungen aus den einzelnen Bereichen angekreuzt haben, dann lesen Sie alle untenstehenden dazugehörigen Erklärungen dazu durch. Das gibt Ihnen einen Einblick, warum Sie mit diesen Neigungen hadern. Keine Sorge, es gibt keine Urteilsverkündung, wir sind nicht bei Gericht. Wir alle haben unsere spezifischen Neigungen in unseren ganz individuellen Kombinationen. Die Herausforderung besteht darin, sie zu verstehen, die richtigen Werkzeuge zu finden, mit ihnen umzugehen, und zu lernen, auf gesunde Weise mit ihnen zu leben. Es ist möglich. Versprochen.

Vertrauensprobleme

In Bezug auf das Essen trauen Sie sich selbst nicht über den Weg. Vielleicht haben Sie mit Absicht keine Süßigkeiten oder Chips im Haus, weil Sie fürchten, alles restlos zu verputzen. Oder es graut Ihnen vor Familientreffen, weil Sie sich danach immer grundlos vollgefuttert fühlen. Wie viele von uns haben auch Sie in der Kindheit gelernt,

Essen mit Wohlbefinden und Belohnung zu verbinden, dank der Kugel Eis nach einem misslungenen Tag oder der Pizza auf Geburtstagspartys. Heute ist es in beiden Fällen Ihre eigene Wahl. Hinter dieser Neigung steckt unter anderem die Tatsache, dass Sie Ihrem inneren Kontrollsystem nicht trauen. In anderen Worten: Sie stehen nicht mit den Hunger- und Sättigungssignalen Ihres Körpers in Verbindung.

Sie könnten vielleicht zu denen gehören, die ich »Dauer-Diäthaltende« nenne. Das sind Menschen mit einer langen Diät-Geschichte, darunter viele, die sehr restriktiv und nicht nachhaltig sind. Die Spirale sieht in etwa so aus: Anfangs folgen Sie den strikten Diätregeln vorbildlich und verlieren auch etwas Gewicht, dann brechen Sie die Regeln schließlich drastisch und machen allen Fortschritt damit zunichte. An dieser Stelle, an der Sie sich aufgrund Ihres Rückfalls furchtbar fühlen, aber Besserung geloben, beginnt alles wieder von vorne mit einer weiteren nicht nachhaltigen Diät. Und so weiter und so fort. Dabei verstärken Sie den Schaden: Sie trauen Ihrer eigenen Ernährungsweise und Ihrer Selbstkontrolle nicht mehr. Und tatsächlich zeigen Untersuchungen, dass viele dieser Dauer-Diäthaltenden für ihre eigenen inneren Sättigungssignale desensibilisiert sind. Das Essverhalten ist in der Folge oft durch äußere (Umwelt-)Einflüsse gesteuert. Das klingt vielleicht wie eine düstere Prophezeiung, aber es muss nicht so sein.

Die Rechtmacherei-Falle

Sie reflektieren das Verhalten der Menschen in Ihrer Nähe wie ein Spiegel. Das tun Sie allgemein, aber besonders in Bezug auf die Ernährung. Das heißt, dass Sie anderen die Entscheidung über Ihr eigenes Essverhalten überlassen. Sie bewerten sich selbst als umgänglichen Menschen, der mit dem Strom schwimmt, aber wenn Sie ehrlich sind, dann geben Sie die Kontrolle darüber auf, womit Sie Ihren Körper ernähren. Damit sind Sie bei weitem nicht allein. Einige wissenschaftliche Studien (im »Journal of Social and Clinical Psychology« veröffentlicht) zeigen, dass Menschen mit ausgeprägtem Harmoniebedürfnis, die es immer allen recht machen wollen, mehr essen, wenn sie glauben, dass ihre »Mitesser« das möchten.

Das Blöde ist, dass Sie das fünfte Rad am Wagen in Ihrem Verhältnis zum Essen sind. Mit dieser Eigenschaft wird es für Sie zu einer unendlich großen Herausforderung, denjenigen Menschen etwas entgegenzusetzen, die Sie aus welchen Gründen auch immer dazu bringen wollen, mehr zu essen oder Verlockungen nachzugeben. Außerdem wird es immer schwerer für Sie, selber zu spüren, was *Sie* wirklich essen wollen und was *Sie* brauchen, wenn Sie sich immer nur nach anderen richten. Das kann zu Stress und Frust führen. Es ist an der Zeit zu erkennen, dass es keineswegs aufmerksamkeitsheischend wirkt, wenn Sie sich in dieser Hinsicht selber in den Mittelpunkt stellen. Mit diesem Gedanken müssen Sie sich konfrontieren, wenn Sie das gewünschte Ergebnis erreichen wollen.

Furcht vor Beliebigkeit

Sie sind so etwas wie ein »Maximalist«, jemand mit einer Ganz-oder-gar-nicht-Mentalität. Vielleicht arbeiten Sie hart, müssen mit einer Menge Druck umgehen (bei der Arbeit, in der Familie oder wo auch immer) und Essen gehört zu den wichtigsten Strategien dafür, sich selbst etwas Gutes zu tun – zum Beispiel, indem Sie das teuerste Gericht auf der Speisekarte auswählen oder sich mit Essen verwöhnen, das sicher nicht gesund ist, Ihnen aber ein psychisches Hochgefühl bereitet. Bei einigen meiner Klienten ist das ein Grundmuster, mit dem sie generell durch die Welt laufen und mit anderen in Kontakt treten. Deshalb kann der Ansatz, an diesem sorglosen und abenteuerlichen Ernährungstemperament zu rütteln, Ihnen wie ein Verrat an Ihrer Identität vorkommen. Ich verstehe das, wirklich. Womöglich befürchten Sie auch, dass Sie ungewollte Aufmerksamkeit dafür bekommen, wenn man Sie beim Essen von gesünderen Dingen erwischt – und es dann jeder weiß, wenn Sie sich mal nicht daran halten.

Tatsächlich legen Sie viel zu viel Wert auf Essen als Genuss und Mittel zur Belohnung. Vielleicht liegt es daran, dass Sie keine anderen Möglichkeiten des Genusses kennen, oder aber Sie greifen nach diesen dekadenten Lebensmitteln, weil sie Ihnen einerseits so gut schmecken und andererseits auch wegen Ihres wohltuenden Effekts nach einem stressreichen Tag. Verhaltensanalytiker wissen, dass ein Hauptgrund für solche Völlerei nicht etwa Hunger ist, sondern im Gegensatz die Lust am Genuss wohlschmeckender Speisen. Das mag auch auf Sie zutreffen, besonders dann, wenn Sie im Stress sind. Schließlich kann die erhöhte Cortisolproduktion bei Dauerstress das Belohnungssystem im Gehirn pushen, was den Trieb nach superleckerem Essen verstärkt. Das Problem ist nicht, dass Sie gutes Essen lieben – denn das wäre einfach *fantastisch* –, sondern, dass Sie bei der Wahl Ihres Essens von diesem Belohnungssystem gesteuert werden, was Ihre Fähigkeit trübt, das große Ganze noch zu überblicken.

Wunsch nach Kontrolle

Mit Ihrem überdisziplinierten Essverhalten fühlen Sie sich absolut in Bestform, doch zwischen Ihrer Liste der guten und der verbotenen Lebensmittel und der Tendenz, hart zu sich selber zu sein, kommt Ihnen der Genuss am Essen möglicherweise völlig abhanden. Leider ist das keine gute Herangehensweise, wenn ich ehrlich sein soll. Um in der Spur zu bleiben, mögen Sie tagtäglich, Mahlzeit für Mahlzeit, die gleichen Dinge essen. Diese Täglich-grüßt-das Murmeltier-Taktik mag Ihnen entgegenkommen, weil Sie sich damit auskennen und wohlfühlen. Aber Sie zahlen dafür den Preis, dass Sie Ihr Essen nicht wirklich genießen und Sie sich eine Sicherheit vorgaukeln, die in Wirklichkeit mehr Stress verursacht (der außerdem noch ungemessen ist). Dass es zudem noch unproduktiv ist, muss ich nicht weiter erwähnen. Ohne es selbst zu erkennen, erhöhen Sie mit solch strengen Ernährungsbeschränkungen (bei denen Sie sich hineinsteigern in das, was und wie viel Sie essen oder nicht essen dürfen) Ihr Level des Stresshormons Cortisol, was unbeherrschbare Zuckergelüste verursacht und Sie dazu verleitet, viel zu viel zu essen. Und wenn es dann so weit ist, verlieren solche rigiden Esser sehr viel wahrscheinlicher die Kontrolle über ihr Essverhalten als flexiblere Menschen.

Ob dieses Muster nun seinen Ursprung in Ängsten, in Stress oder in vergangenen Erfahrungen des Verlusts der Esskontrolle hat – eines ist sicher: Dass Sie sich miserabel fühlen werden, ist vorherbestimmt.

Das Dumme ist nur, dass Sie keinen anderen Weg kennen, mit dem Essen umzugehen. Noch komplizierter wird die Sache, wenn Sie bereits Erfahrungen mit restriktiven Diäten gemacht haben und Ihre Hunger-Sättigungs-Regulation ernsthaft aus dem Gleichgewicht geraten ist. Darüber sollten Sie nachdenken, denn wenn Sie eine drastische Diät durchführen, geben Sie Ihrem Gehirn praktisch den Befehl, nicht auf den Körper zu hören. Irgendwann fügt sich das Gehirn dann dieser Vorgabe.

Das Wechselbad-Muster

Wenn es um Dates geht, folgen Sie nicht immer demselben Muster. Manchmal gibt es für Sie nichts Schöneres als den Wohlfühlfaktor einer beständigen Liebesbeziehung, ein andermal ist Ihnen mehr nach einem heißen Abenteuer. Diese rätselhafte Ambivalenz kann es auch beim Essen geben: Manchmal sind Sie motiviert, sich gesund zu ernähren, an anderen Tagen nicht ganz so sehr. Sie finden die Idee zwar gut, Gewicht zu verlieren oder Ihre Ernährung einer Generalüberholung zu unterziehen, aber Sie können sich nicht so recht dazu durchringen. Es kommt häufiger vor, dass Ihr Umfeld Ihnen vorgibt, was Sie essen. Das bedeutet, dass Sie neben Ihren wohlmeinenden Zielen, gesund zu essen, sich öfter noch für das entscheiden, was im Moment am bequemsten ist oder einfach lecker aussieht. Meistens ist diese Verhaltensweise schon so tief verwurzelt und automatisiert, dass eine Änderung nicht möglich ist, solange Sie nicht bereit sind, sich ihrer wirklich bewusst zu werden. Vielleicht sind Sie hin- und hergerissen, was dieses Vorhaben betrifft. Oder Sie sind sich selbst noch nicht ganz sicher, was Sie wollen oder warum Sie es wollen – dann existieren zwei rivalisierende Wünsche. Egal was, Sie müssen herausfinden, was Sie wirklich motiviert und warum Sie diese Änderungen auf lange Sicht wünschen. Vielleicht sind es äußere Gründe, weil Ihnen zum Beispiel jemand gesagt hat, dass Sie das tun sollten, statt innerer Gründe, die Ihnen persönlich wichtig sind (weil *Sie* sich so gut wie möglich fühlen und aussehen möchten). Die inneren Gründe übertreffen stets die äußeren. Die intrinsische Motivation ist immer stärker als die extrinsische.

Zeit für ein kurzes Insichgehen. Denken Sie darüber nach, was Sie wirklich wollen und was Ihnen dabei im Weg steht. Manchmal ist es der Wunsch nach Gesundung, der im Vordergrund steht. Theoretisch klingt das erst einmal gut. Vielleicht ist es etwas, das der Partner, ein Freund oder ein Elternteil von Ihnen will. Es kann aber auch etwas sein, von dem Sie denken, dass Sie es wirklich tun *sollten*. Bedenken Sie auch: Befürchten Sie zu scheitern, wenn Sie kopfüber hineinspringen? Oder, vielleicht noch beängstigender: Haben Sie Angst vor dem Erfolg, weil Sie danach all den anderen Selbstverbesserungskram auf der langen Liste angehen müssen? Wenn Sie erst einmal Ihren jetzigen Standort bestimmt haben, dann sind Sie in einer wesentlich besseren Position, Ihre langfristigen Ziele gegen Ihre Kurzzeitwünsche abzuwägen und Ihr Essverhalten Schritt für Schritt zu verbessern.

Abhängigkeits-Aspekt

Essen ist Ihnen eine Hilfe im Umgang mit einer ganzen Reihe von Gefühlen. Vielleicht wurden Sie schon als Kind mit Süßigkeiten belohnt (beispielsweise mit einem Lutscher nach der fiesen Spritze beim Arzt) oder Sie haben sich selbst Trost gespendet (zum Beispiel nach dem Streit mit einer Freundin). Diese Muster haben Sie auch im Erwachsenenalter beibehalten. Ob bewusst oder unbewusst, Sie haben gewisse Leckereien zu schätzen gelernt – als effiziente Belohnung, mit der Sie sich schnell besser fühlen. Besonders in extremen Stresssituationen verlieren Sie die Kontrolle über Ihr Essverhalten, weil Ihnen kaum andere Mittel zur Bewältigung zur Verfügung stehen. Unbewusst greifen Sie vielleicht auch zum Essen, um unangenehme Gefühle und Stress zu mildern, weil das schon immer geholfen hat. Welcher Grund es auch sein mag, auf diese Art der Medizin ist schon immer Verlass. Glauben Sie mir: Diese Strategie ist extrem verbreitet, aber leider nicht zu Ihrem Besten.

Es ist tatsächlich so, dass Essen bei unguten Emotionen für kurzzeitige Erleichterung sorgt. Auf der einen Seite lenkt Essen Sie vielleicht von dem ab, was Sie belastet. Andererseits feuern Leckereien (insbesondere süße und kohlenhydrathaltige) das Belohnungszentrum im Gehirn an, indem sie für ein kurzzeitiges Serotoninhoch sorgen, das die schlechten Gefühle in diesem Moment ausschaltet. Doch auf lange Sicht funktioniert das nicht, denn meistens essen Sie viel zu viel und *das* wiederum löst Stress aus. Jeder, der sich hier wiedererkennt, kennt auch das System aus Zu-viel-essen, Bereuen und anschließendem Wiederholen. Aber vermutlich ist Ihnen die langfristige Konsequenz nicht klar. Zahlreiche Studien haben gezeigt, dass Menschen, die Stress durch Essen zu bewältigen versuchen, sich emotional abmelden, was zu fehlender Selbstwahrnehmung führt und letztlich dazu, noch unkontrollierter zu essen. Das kann es nicht sein, oder?

Neigungen in den Griff bekommen

Eines möchte ich vorab klarstellen: Es gibt keinen Grund, in Panik auszubrechen, wenn irgendetwas davon einen wunden Punkt bei Ihnen trifft, denn schließlich hat jeder seine eigenen Schwierigkeiten mit dieser Thematik. Es liegt in der menschlichen Natur. Solche Probleme haben nichts mit persönlichem Versagen zu tun, sondern sind Veranlagungen, die zum Menschsein gehören. Der Psychiater Michael Bennett bringt es in seinem Buch »Fuck Feelings. Das Leben ist hart, sei härter« auf den Punkt: »Immer kann uns Menschen irgendetwas zumindest zeitweise die Kontrolle entreißen und uns dazu bringen, Dinge zu tun, die wir später bereuen. Wenn wir das nicht einsehen, tappen wir leichter in diese Falle und kritisieren uns im Nachhinein noch mehr.« Das ist ebenso wahr in Bezug auf das Essen wie auf alles andere auch. Hören wir also auf, uns für unsere Schwäche selbst zu bestrafen, und lernen wir lieber, damit zu leben. Viele glauben aber, dass man nur »gut« oder »stark« genug sein muss, um die volle Kontrolle über seine Stimmung und seine Essensgelüste zu haben, aber so ist das wahre Leben nicht. Nur, wenn wir die Natur unserer Grenzen und die Hemmnisse erkennen, können wir lernen, damit umzugehen. Das ist hier unser Ziel.

Jetzt, wo Sie eine etwas bessere Vorstellung von den Hintergründen Ihrer persönlichen Beziehung zur Ernährung haben, können Sie erste Schritte unternehmen, um sie auf spezifische und effektive Weise zu benennen. Sollten Sie festgestellt haben, dass gleich mehrere Tendenzen auf Sie zutreffen, keine Panik. Oft haben diese Muster vieles gemeinsam. So sind zum Beispiel Vertrauensprobleme, Wunsch nach Kontrolle, Abhängigkeits-Aspekte und Wechselbad-Muster häufig von einem Mangel an Vertrauen in die eigene Essenswahl gesteuert und werden durch negative innere Dialoge noch verstärkt. Im Gegensatz dazu tendieren Furcht vor Beliebigkeit, Wechselbad-Muster, Abhängigkeits-Aspekte und Wunsch nach Kontrolle dazu, von starken oder unverarbeiteten Gefühlen gesteuert zu werden. Dagegen können die Rechtmacherei-Falle, Vertrauensprobleme, Furcht vor Beliebigkeit und Wechselbad-Muster oft von der Reaktion anderer und von Umwelteinflüssen abhängig sein.

Die Zusammenhänge als Bild

Manchmal ist eine Illustration mehr wert als tausend Worte. Also, liebe Fans von Infografiken: Hier ein Diagramm, das das große Ganze auf einen Blick darstellt. Wenn Sie das an unschöne Schulzeiten erinnert, machen Sie sich keinen Stress. Es geht hier hauptsächlich darum, die natürlichen Verhältnisse der einzelnen Muster zueinander und ihre Überschneidungen darzustellen.

Es wirkt kompliziert, das weiß ich. Es ist aber tatsächlich so, dass sich die meisten der Ernährungsmuster (beziehungsweise Hemmnisse, die uns von einer gesunden Ernährungsweise abhalten) zumindest teilweise überschneiden und zusammenhängen, denn wir alle sind einer Vielzahl von Einflüssen ausgesetzt, die uns vom Weg abbringen können. Diese Kräfte verleiten uns dazu, zu viel zu essen und uns ungünstige kurzzeitig funktionierende Verhaltensweisen anzugewöhnen, die

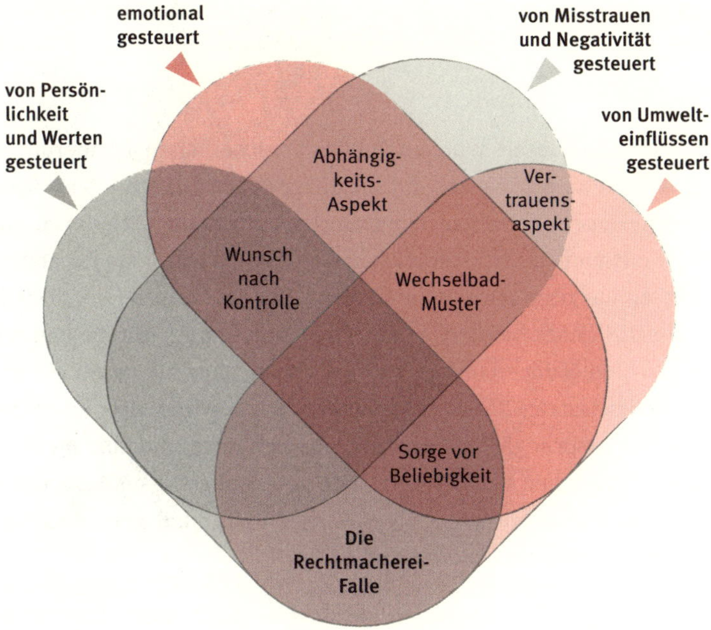

unsere täglichen Bedürfnisse vor unsere langfristigen Ziele setzen. Das lässt uns stagnieren oder sogar zurückfallen. Leider werden diese Kräfte immer vorhanden sein.

Es liegt an Ihnen, besser damit umzugehen und Ihre persönlichen Schwachpunkte zu identifizieren, um in Zukunft eine bessere Essenswahl zu treffen, die in Einklang mit Ihren Zielen steht. Genau *das* ist es, was Sie in den folgenden Kapiteln erwartet. Im nächsten Kapitel lernen Sie weitere Schritte, um Ihr emotionales Päckchen bezüglich Ihrer Ernährung aufzumachen, ins Innere zu blicken und dadurch weiterzukommen.

2 Vordringen zum Kern der emotionalen Ess-Muster

Wir alle haben unsere wunden Punkte, Unsicherheiten, Erinnerungen und Assoziationen, die sich auf unzählige Arten äußern – sowohl in unserem Liebesleben als auch in unserem Essverhalten. Ich denke, das gehört untrennbar zum Menschsein dazu. Selten trifft man jemanden, der Essen nur nach seiner eigentlichen Funktion bewertet – als Quelle lebenserhaltender Nährstoffe und Mittel zum Genuss. Für die meisten von uns sind Nahrungsmittel und Ernährung ganz allgemein ein unglaublich belastetes Thema. Machen Sie sich bewusst, dass Essen neben seiner ursprünglichen Funktion, uns zu nähren und Bindungen zu anderen Menschen herzustellen, auch ein richtig starkes Symbol für Sicherheit und Geborgenheit ist, für Belohnung und gute Zeiten, ja selbst für Verführung (*Austern gefällig?*).

Wie die meisten Dinge in unserem Leben hat auch unser Essverhalten persönliche und kulturelle Wurzeln. Wir übernehmen sie, indem wir die Menschen beobachten, die uns aufziehen und unser Zuhause mit uns teilen, indem wir Freunden und Gleichaltrigen zuschauen und indem wir alles rund um Essen und Essverhalten aus den Medien mitbekommen. Mit der Zeit lernen wir, dass Essen eine Möglichkeit ist, unseren eigenen Geschmack und unsere Vorlieben zu definieren (Beispiel: Koriander mag man entweder gerne oder aber überhaupt nicht) und wir können über die Wahl unserer Ernährungsweise sogar ausdrücken, wer wir sind und wie wir ticken. Auch die allgemein kursierenden Ernährungsweisheiten formen uns: Dass bestimmtes Essen und Essverhalten uns *mehr* oder *weniger* attraktiv macht, das eine Essen »gut«, das andere »schlecht« ist, dass nur diejenigen Menschen zu den Gewinnern gehören, die ihr Essverhalten im Griff haben. Selbst der Begriff »Tischmanieren« impliziert, dass es *richtiges* und *falsches* Essverhalten gibt (und es falsch zu machen ist *bestenfalls* unhöflich). D'Arcy Wentworth Thompson, ein Gelehrter aus dem 19. Jahrhundert, sagte: »Alles ist, wie es ist, weil es diesen Weg ging.« (Sein Buch »Über

Wachstum und Form« ist eines der bedeutendsten wissenschaftlichen Werke des 20. Jahrhunderts.) Was hier etwas kryptisch klingt, heißt nur, dass wir vorgelebte Muster beobachten, interpretieren und daraus lernen, dann dem Ganzen unseren eigenen Stempel aufdrücken und es so schließlich zu unserem machen.

Doch jetzt verlassen wir die anthropologischen Weisheiten, um zum Punkt zu kommen: Für die meisten von uns ist die Entscheidung für das, was sie essen (und was nicht), sehr belastet, ob sie es wahrnehmen oder nicht. Wenn Liebesbeziehungen in die Brüche gehen, sind darunter natürlich auch dramatische Geschichten um Betrug und Tragödie, aber häufiger scheitern Beziehungen eben eher langsam und leise, es entwickelt sich aus einem kleinen Missverständnis nach dem anderen. Die Distanz wird immer größer und am Ende ist sie so groß, dass man sie nicht länger ignorieren kann. Ich will Sie nicht frustrieren, aber in dieser Art kann es sich auch in unserer Beziehung zum Essen abspielen. Wieder und wieder erleben wir kleine Enttäuschungen über uns selbst, erkennen aber die Gründe nicht. Letztlich verlieren wir das Vertrauen in unsere Fähigkeit, gesunde Entscheidungen zu treffen und unsere Ziele zu erreichen. Demnach schaffen wir es auch nicht. *Das heißt aber nicht, dass wir alle aufgeschmissen sind.* Doch diese emotionalen Barrieren können uns vom Kurs abbringen, wenn es um dauerhaft gesundes Essen geht. Der Schlüssel ist, solche Barrieren und Ablenkungen zu meiden, die uns aus der Bahn werfen.

Schluss mit Schuldzuweisungen

Das Dumme ist, dass viele von uns deshalb Rückschläge auf dem Weg zu ihren Ernährungszielen erleiden, weil sie mit sich selbst auf Kriegsfuß stehen – durch ihre unermüdliche Selbstkritik, gefolgt von einer Mischung aus Schuld, Scham und Apathie. Jeder, der sich einmal in dieser enorm unangenehmen Gefühlslage befunden hat, weiß, wie extrem stressig das ist. Diese drakonische Taktik fühlt sich nicht nur furchtbar an, sie funktioniert auch überhaupt nicht. Wenn wir versuchen, uns mit Selbstkritik in Form zu bringen, dann wendet sich das häufig gegen uns und unterwandert unserer Motivation, es noch einmal anzugehen. In solch sensiblen Momenten können wir nicht darüber nachdenken, wie wir aus unseren Misserfolgen lernen können. Vielmehr sind wir zu sehr damit beschäftigt, nicht ganz so verdrossen zu sein, und greifen deshalb zu unserem Lieblings-Trostessen, um zumindest kurzfristig Erleichterung zu verspüren. Dieses Phänomen ist verbreitet genug, um einen legitimen wissenschaftlichen Namen verdient zu haben: »counter-regulatory eating«, was übersetzt »gegenregulatorisches Essen« (bzw. gegenregulierendes Essen) bedeutet. Manche Forscher sprechen auch vom sogenannten »What-the-hell-effect«, übersetzt als »Was-soll's-Effekt«: Es beginnt damit, dass wir die kleinste Abweichung vom Ernährungsplan – so etwas wie den Verzehr einer Pizza oder eines Stück Kuchens – als einen schwerwiegenden Fehler werten und in der Falle aus Schuld, Scham und Frustration landen. Wir fühlen uns fälschlicherweise hilflos. Am Ende schießen wir jegliche Vorsicht und Vernunft in den Wind und essen, wonach uns gerade ist – ganz nach dem Motto »Jetzt ist es doch eh egal!«. Diese Konstellation führt zu einem Kreislauf aus Schlemmerei, anschließender Reue, gefolgt von noch größerer Schlemmerei und noch größerer Reue und so weiter. Statt einfach das Stück Pizza aufzuessen und die Schachtel dann zu schließen, sagen wir uns: »Was soll's, ich habe sowieso schon alles ruiniert, dann kann ich auch gleich die ganze Pizza vertilgen«.

Jeder erlebte Rückschlag kann diese Negativkaskade in Bewegung setzen. In einer Studie der Universität Toronto aus dem Jahr 1998, erschienen in einer Psychologie-Zeitschrift (»Journal of Abnormal Psychology«), manipulierten Wissenschaftler eine Waage, die die Probanden (rigide und nicht-rigide Esser) glauben ließ, sie seien fünf Pfund schwerer oder leichter als in Wirklichkeit. Wie zu erwarten, waren die rigiden Esser durch die fünf Extra-Pfund sehr deprimiert, extrem von sich enttäuscht und fühlten sich schuldig. Die nicht-rigiden Esser reagierten weniger emotional. Ebenso wenig überraschte, dass die rigiden Esser beim anschließenden »Geschmackstest« signifikant mehr aßen, als es die andere Gruppe der nicht-rigiden Esser tat – ein lebendiges Beispiel für den »Was-soll's-Effekt«.

Ein weiteres Beispiel für den »Was-soll's-Effekt«

Beispielhaft möchte ich von einem früheren Klienten sprechen, den Werbefachmann Jason: Er ist ein echter Feinschmecker, der das gute Leben zu schätzen weiß. Trotzdem konnte er sich nicht beherrschen, seine Finger von den abgelaufenen Halloween-Süßigkeiten seiner Kinder zu lassen. Wegen seiner grenzenlosen Scham darüber tat er das heimlich und versteckte die leeren Verpackungen vor Ehefrau und Kindern. Wir gingen in unseren Sitzungen der Sache auf den Grund und ich stellte fest, dass dieses Muster so gar nicht zu seiner Vorliebe für die besseren Dinge des Lebens passte. Schließlich hatte er nicht exquisite handwerklich gefertigte Schokolade gegessen, sondern uralte steinharte Karamellbonbons, echte Plombenzieher. Es stellte sich heraus, dass er in Arbeit erstickte und der daraus resultierende Stress seine Gier auf Süßes förderte. Nachts, wenn er dann gedanklich seine Tätigkeiten für den nächsten Tag durchging, verlor er die Beherrschung und stürzte sich, während die Familie schlief, auf die Süßigkeiten. Das Problem: Er genoss es noch nicht einmal.

Der erste Schritt bestand für ihn darin, sich nicht für die unbändige Gier auf Süßigkeiten zu verurteilen und damit das schwächende Gefühl der Beschämung abzulegen. Wir überlegten, wie es ihm damit gehen würde, wenn er sich ein paar hochwertige dunkle Schokoladentrüffel leistete und jeweils einen nach dem Mittag- oder Abendessen bewusst genösse, ganz ohne Scham. Das Vorhaben so zu verpacken, nahm dem Essen einer Süßigkeit das Unanständige. Das Genießen dieses Trüffels hatte nichts mit Scheitern zu tun. Ja, wenn er ihn sich wirklich auf der Zunge zergehen ließ und den Geschmack richtig auskostete, war dieser Genuss so üppig und wunderbar, dass er gar keinen zweiten Trüffel brauchte (jedenfalls meistens). Dank Mitgefühl für sich und mithilfe dieses durchdachten Umgangs mit seinen Begierden konnte er die lähmenden Schuld- und Schamgefühle beiseiteschieben und beginnen, eine Süßigkeit wirklich zu genießen, um dann mit seinen Tätigkeiten fortzufahren.

Es ist persönlich

Wie Jason erfahren hat, ist der Ausbruch aus der »Schamspirale« ein absolutes Muss, um das eigene Essverhalten zu verbessern. Und das ist eine echte Herausforderung, denn die meisten Menschen kreiden sich ihre Ernährungsfehler selber an, als ob sie damit etwas Unappetitliches und Fehlerhaftes in ihrem Charakter aufgedeckt hätten. Zudem tendieren wir dazu, Rückfälle beim Essen als etwas Absolutes zu sehen, und sagen uns zum Beispiel: »Ich bin ein absoluter Versager.« Dieses Schwarzweißdenken macht es uns schwer, uns unsere Ernährungs-Fehltritte *nicht* selbst zuzuschreiben, denn sie werden meist als kompletter Kontrollverlust aufgefasst, statt sie lapidarer als »nicht so toll gelaufen« oder als »Ereignis, das mein Leben aber auch nicht auf den Kopf stellen wird« zu bewerten. Leider werden Selbstkontrolle und Willenskraft in unserer Gesellschaft als die ultimativ erstrebenswerten Fähigkeiten angesehen. Wenn es Ihnen also nicht gelingt, Ihr Essverhalten im Griff zu behalten – so die ebenso falsche wie weit verbreitete Überzeugung –, dann können Sie über absolut gar nichts die Kontrolle behalten. Und das führt wiederum zu einer schwachen Selbsteffizienz – dem Gefühl, nicht die Willenskraft zu haben oder den richtigen Weg zu kennen, um zu bekommen, was man will. Diese Situation kann zu einer selbsterfüllenden Prophezeiung werden und dazu führen, seine Ziele tatsächlich nicht zu erreichen. Doch eines kann ich Ihnen versichern: Es muss keineswegs so kommen.

Um die Dinge einmal geradezurücken, denken Sie doch mal auf die folgende Weise darüber nach: Angenommen, Sie müssen sich von Ihrem Partner trennen und ihn in die Wüste schicken, weil er Sie sehr schlecht behandelt. Und, macht das dann aus Ihnen einen schlechten Menschen? Selbstverständlich nicht! Und genau dasselbe gilt für frühere Ernährungs-Fehltritte. Stattdessen nehmen wir solche Ausrutscher persönlich und beziehen sie in unsere Sichtweise auf uns selbst ein. Dann geißeln wir uns selbst dafür, fühlen uns mies und nun mal als Verlierer geboren. Wenn Sie es aber andererseits schaffen, Ihre Fehltritte als Ergebnis Ihrer *Bemühungen* zu werten und nicht als Charakterfehler (wie zum Beispiel, dass Sie schwach und inkompetent sind), dann können Sie viel eher aus Ihren Ernährungsfehlern lernen und sich Ihrem Ziel besser nähern. Menschen, die sich im Gegensatz dazu vorwerfen, ihre Rückschläge seien ihrer *Unfähigkeit* geschuldet statt beispielsweise schlechter Planung oder einer ungeschickten Vorgehensweise, sind dafür prädestiniert, schneller aufzugeben, wenn es schwierig wird.

Jeder Geschichtsprofessor oder Manager wird Ihnen erzählen können, dass Misserfolge jeden Menschen eine Menge lehren. Tatsächlich sagen sogar viele, Misserfolge seien nicht nur lehrreich und normal, sondern *lebenswichtig*. Wir können sicherlich aus Abweichungen vom gesunden Essen lernen, aber warum muss es immer so enden, dass wir uns als jämmerliche Schwächlinge fühlen? Ich wiederhole es nochmal, um es ganz klar zu machen: Wie wir diese persönlichen Misserfolge bewerten, macht sehr viel aus. Die Lösung heißt einfühlsames Verständnis für sich selbst. Das kann Ihnen dabei helfen, Ihre innere Selbstkritik zurückzuweisen und Ihr Essverhalten dadurch zu verbessern. Das meine ich ernst. Nehmen Sie folgende Situation als Beispiel: Wenn Sie sich selbst einreden: »Heute Abend habe ich zu viel gegessen, weil ich einfach keine Selbstkontrolle habe«, dann sind Sie kaum geneigt, Ihre Herangehensweise zu ändern. Sagen Sie sich aber: »Ich habe heute Abend zu viel gegessen, weil ich einfach nicht gut vorausgeplant oder weil ich nicht gut aufgepasst habe«, dann haben Sie eine konkrete Aufgabe, die Sie angehen können. Es geht darum, die Gründe abzustecken, warum Sie nicht so gegessen haben wie geplant und den Blick darauf zu lenken, was Sie in Zukunft verbessern können.

Im Gegensatz zur weitverbreiteten Meinung hat diese liebevolle Selbstannahme nichts mit Esoterik (oder irgendeinem New-Age-Ding) zu tun, das Sie von allen Regeln in Bezug auf Ihre Ernährung entbindet. Vielmehr hilft das Selbstmitgefühl dabei, Ihr impulsives Essverhalten im Zaum zu halten. Dieses Verständnis für sich selbst bedeutet, auch dann nett zu sich selbst zu sein – ohne harsche Kritik und schiefe Seitenblicke – wenn es mal nicht so läuft wie geplant. Doch die meisten glauben, dass wir nur mit übermäßiger Selbstkritik auf der Spur bleiben können und ein zu gutmütiger Umgang mit unserem Essen oder dem Zustand unseres Körpers dazu führt, dass wir uns gehen lassen. Doch genau das Gegenteil ist der Fall! Denn Scham und das

Gefühl von Unzulänglichkeit sind die üblichen Auslöser für das Belohnungsverhalten (sprich: Zuckergier), das überhaupt nicht mit unseren langfristigen Zielen in Einklang steht. Einer der Gründe für die Wirksamkeit der liebevollen Selbstannahme bei Ernährungs-Ausrutschern ist, dass der »Was-soll's-Effekt« ohne die Schamspirale ins Leere läuft, denn Sie müssen nicht den sonst üblichen negativen Folgen entgehen.

Genau deshalb führt das Verständnis für sich selbst auch keineswegs zu besinnungslosen Genussorgien, sondern macht es möglich, Ernährungs-Fehltritten mit Wissbegierde entgegenzutreten, um daraus zu lernen und es beim nächsten Mal besser machen zu können. Klingt doch ganz gut, oder? Wenn Sie wieder mal von Ihrem Essverhalten enttäuscht sind, dann urteilen Sie nicht schlecht über sich und beschimpfen Sie sich nicht selbst, sondern analysieren Sie. Das Ziel muss sein, die emotionalen Stolpersteine zu identifizieren und zu erkennen, wie diese Ihr Essverhalten beeinflussen. Auf diese Weise können Sie aus Ihren Rückschlägen lernen, statt sie Ihren Fortschritten in den Weg zu stellen.

Im vorhergehenden Kapitel ging es um Ihre Ernährungs-Marotten. Sie haben Ihre Hemmnisse in Bezug aufs Essen betrachtet und analysiert, wie diese Ihr Essverhalten beeinflussen. Die nächste Herausforderung besteht jetzt darin, diese Erkenntnisse zu nutzen. Sie müssen das Drehbuch neu schreiben, das in Ihrem Kopf kreist.

So, sehen wir uns die einzelnen Muster, die Stolpersteine in Sachen Essverhalten, an.

Vertrauensprobleme

Vermutlich haben Sie schon eine leise Ahnung, was hinter Ihren Vertrauensproblemen in Bezug aufs Essen steckt – ob es jetzt der fehlende Glaube daran ist, die richtige Wahl treffen zu können, ob Sie Ihrem Hunger- und Sättigungsgefühl nicht trauen oder ob Sie durch äußere Einflüsse vom Weg abgekommen sind. Was auch immer es ist – zu Ihrem Neustart gehört, Scham und schonungslose Selbstkritik loszulassen und den inneren Dialog zu verändern. Sie könnten von der

Aussage »Was die Selbstkontrolle betrifft, bin ich ein kompletter Versager« wechseln zu der Aussage »Offensichtlich haben die Versuche, die ich bisher zur Verbesserung meiner Ernährung unternommen habe, nicht funktioniert. Also muss ich herausbekommen, woran das liegt«. Sie sind ja auch in der Liebe kein kompletter Versager, nur weil es Ihnen nicht gelungen ist, die einst gesunde, romantische Beziehung am Leben zu halten. Menschen mit diesem Muster haben einfach in Ernährungssachen noch nicht die richtige, passende, perfekte Beziehung gefunden.

Erinnern Sie sich an die Spirale der »Dauer-Diäthaltenden« (S. 26), die es verhindert, die Dinge aus der richtigen Perspektive zu sehen: Hier geht es nicht um mangelnde Selbstkontrolle, sondern eher darum, dass der Hunger-Sättigungs-Mechanismus ausgehebelt ist, sodass Sie permanent von anderen Auslösern als von wirklichem Hunger zum Essen verleitet werden. Dazu gehören zum Beispiel große Essensportionen, ausgedehnte Familienmahlzeiten und das, was sich so in Ihrem Vorratsschrank befindet. Ein Ansatzpunkt hier ist, zu entschleunigen, mehr auf die inneren Signale des Körpers zu achten und vorportionierte vollwertige, nährstoffreiche Lebensmittel parat zu haben, wie beispielsweise geröstete Nüsse und Gemüsesticks, um für den kleinen Hunger zwischendurch gewappnet zu sein.

Die Rechtmacherei-Falle

Etwas sollten Sie wissen, aber nehmen Sie das nicht als Anlass, zu streng mit sich selbst zu sein: Wenn Sie die eigenen gesundheitlichen Ziele, Bedürfnisse und Wünsche für die Interessen eines anderen aufgeben, empfinden Sie sich selbst vielleicht als nett – es kann Sie aber auch zu einem emotional intelligenten Fußabtreter machen. Daneben mag das gemeinsame Essen mit Freunden zwar ein wunderbares Gefühl der Verbundenheit erzeugen – doch dieser Aspekt verpufft, wenn Sie das Essverhalten Ihrer Mitesser exakt spiegeln, weil es Sie im Grunde unsichtbar macht. Solange Sie die Gewohnheit haben, Ihre eigenen Wünsche zu unterdrücken, wird es Ihnen womöglich schwerfallen zu erkennen, ob Sie hungrig oder satt sind, und zu erkennen, worauf Sie wirklich Lust haben. Und solange Sie so sehr auf Stimmung und Bedürfnisse der anderen Menschen am Tisch eingestimmt sind, ist die Wahrscheinlichkeit groß, dass Sie sich beim Essen gestresst fühlen. Was es besonders erschwert, nicht zu viel zu essen.

Sich ein gesünderes Essverhalten anzueignen, kann in der Tat eine gewisse soziale Dynamik entwickeln, aber das hat überhaupt nichts mit Ihnen zu tun. Es kann sogar sein, dass Ihr neues gesundes Essverhalten Ihren Partner oder Ihre Freundin allmählich dazu bewegt, *selbst* etwas zu ändern. Oder die Menschen in Ihrem Umfeld fühlen sich plötzlich unsicher, weil sie es im Gegensatz zu Ihnen noch nicht geschafft haben, etwas Derartiges anzustoßen. Auch wenn Ihr Mitgefühl mit deren inneren Kämpfen natürlich ist: Ganz ehrlich, es ist deren Sache. Der Psychologe Edward Abramson sagt, dass das Körpergewicht als eine Art Gleichgewicht in Beziehungen dienen kann. Das heißt, das dynamische Gleichgewicht geht verloren, wenn eine Person Gewicht verliert und die andere nicht. Daraus können Konflikte entstehen. Doch auch das ist nicht Ihre Schuld.

Zu guter Letzt: Wenn es Ihnen wichtiger ist, Konflikte dieser Art zu vermeiden, als die eigenen gesundheitlichen Ziele zu verfolgen, dann werden Sie diese wahrscheinlich auch nicht erreichen. Doch wenn Sie bereit sind, über diese Aspekte in einem neuen Licht nachzudenken, ja, dann sind Sie im Geschäft. Verzeihen Sie sich selber für die passive Rolle, die Sie in der Vergangenheit gespielt haben. Und dann nehmen Sie hin, dass Sie beim nächsten gemeinsamen Essen vermutlich jemanden enttäuschen werden. Wenn Ihre beste Freundin ein Dessert bestellt, Sie aber nicht, dann sollte Ihre Freundin sich dadurch nicht daran hindern lassen. Reagiert Ihre Freundin aber pieksig, dann vielleicht deshalb, weil sie *ihr* eigenes Essverhalten überdenkt und nicht, weil Sie sie verärgern. Vergessen Sie also einfach den Gedanken, der Ihnen Bauchschmerzen bereitet, wenn Sie Ihre eigenen Bedürfnisse in den Vordergrund stellen. *Alles klar?* Lassen Sie nicht locker, sondern lenken Sie den Blick auf das, was Sie sich von Ihrer Mahlzeit wünschen. Wenn Sie auswärts essen, dann schauen Sie sich das Angebot möglichst schon vorab an und bestellen Sie dann als erstes, sodass die Auswahl Ihrer Mitesser Sie nicht beeinflussen kann.

Furcht vor Beliebigkeit

Ich stelle immer wieder fest, dass Menschen, für die üppiges Schlemmen die ultimative Belohnung ist und für die gesundes Essen eine schwere Deklassierung darstellt, überhaupt noch nicht ausprobiert haben, wie lecker hochwertige, naturbelassene und nährstoffreiche Lebensmittel, insbesondere Gemüse, sein kann. Ich spreche natürlich nicht von traurigen, schlappen Salaten aus dem Flughafenbistro, sondern von herrlich gewürztem Gemüse, das einem im wahrsten Sinne des Wortes das Wasser im Mund zusammenlaufen lässt. Wenn Sie für neue Geschmackerlebnisse offen sind, dann ist es recht wahrscheinlich, dass Sie Ihre Essenswahl in neuem Licht sehen und eine Kursänderung nicht mehr wie ein Horrortrip auf Sie wirkt. Es geht oft darum, die Vorstellungen von gesundem Essen geradezurücken (es ist eben nicht fades, geschmackloses gedämpftes Gemüse oder die gummiartige Hähnchenbrust ohne Haut).

Auch ist es wichtig zu verstehen, dass es Ihre Identität nicht verändert, wenn Sie statt eines Riesentellers Pasta beispielsweise eine Hähnchenbrust mit einer großen Portion Salat bestellen, und dass die gesündere Wahl keine Bestrafung darstellt. Um offen dafür zu sein, die eigenen Essgewohnheiten zu verändern, müssen Sie Ihre bisherige Ernährungsweise korrigieren. Statt sich immer wieder zu sagen, dass Sie gesundes Essen nicht mögen, sollten Sie bedenken, dass Ihre Vorstellung von gesundem Essen vielleicht völlig überholt ist oder Sie einfach noch nicht die Gelegenheit hatten, gut zubereitetes leckeres gesundes Essen zu genießen. Statt davon auszugehen, dass Sie sich einer Sache berauben, wenn Sie nicht ungehemmt schlemmen dürfen, sollten Sie gesundes Essen als eine Belohnung werten – und zwar für sich selbst. Letztendlich sorgen Sie damit gut für sich und es ist vorprogrammiert, dass Sie sich damit einfach viel wohler fühlen werden. Können Sie sich noch an Schulzeiten erinnern, als Ihnen allein schon der Gedanke an Ihren heimlichen Schwarm so viel leichter machte, sich morgens aus dem Bett zu quälen? Vielleicht hat sogar der Unterricht selbst mehr Spaß gemacht. Der Trick ist, den Ansporn, sich gut zu fühlen, zu kanalisieren und zu Ihrem Vorteil zu verwenden, indem Sie ihn direkt in das gewünschte Verhalten umsetzen und zu einer

Gewohnheit machen. Der einfachste Weg dahin ist der, das gewünschte Essverhalten mit einer wirklich verlockenden, essensunabhängigen Belohnung zu verknüpfen. Wenn Sie das Ziel also erreicht haben, indem Sie zum Beispiel gemäßigte Portionen gegessen oder Essen für den Folgetag vorgekocht haben, dann belohnen Sie sich mit einer angenehmen Sache, die absolut nichts mit Essen zu tun hat, etwa einer Massage, dem Besuch in einem Wellnessbad, einem langen Spaziergang mit einem Freund oder dem Hören einer neuen Playlist. Auf diese Weise werden Sie beginnen, gutes, gesundes Essen mit guter Selbstfürsorge zu verbinden.

Wunsch nach Kontrolle

Auch wenn Ihr kritischer Umgang mit Ihrer Essenswahl und Ihrem Körper eine effektive Art ist, sich in Form zu halten, ist es doch absolut notwendig, ein bisschen lockerzulassen. Unbedingter Gehorsam und mönchshafte Entsagung sind hier nicht der richtige Weg. Es ist sogar so, dass diese Denkweise nicht nur unerfreulich ist, sondern Sie sich damit sogar selbst ein Bein stellen, weil Sie den Bezug zu Ihrem Hunger-Sättigungs-Mechanismus verlieren. Es gibt keine perfekten oder miserablen Tage, wenn es ums Essen geht. Diese Systematisierung führt nur dazu, dass Sie mit sich selbst nicht im Reinen sind. Wenn es um die Gesundheit geht, gibt es einen Unterschied zwischen dem Ziel nach Perfektion und dem Ziel, das Bestmögliche für sich selbst zu tun. Die Ironie beim Streben nach Perfektion ist die, dass Sie die Erfolgsaussichten selbst torpedieren, weil sich die Perspektive verzerrt und der Fokus auf die falschen Ziele gelenkt wird. Das raubt außerdem Energie. Das Streben nach dem für Sie Bestmöglichen dagegen lässt mehr Raum für Flexibilität und mögliche Ausrutscher bei Ihrer Lebensmittelwahl und Ihrem Essverhalten. Das ist für jeden einzelnen Menschen auf diesem Planeten essenziell, besonders für die Perfektionisten unter uns.

Betrachten Sie auch die Annahmen, die hinter Ihrer jetzigen Herangehensweise stehen. Vielleicht gehen Sie davon aus, dass Sie sich etwas vorenthalten müssen, um eine gesunde Verhaltensweise beizubehalten oder Gewicht zu verlieren. Doch diese »Wer schön sein will, muss leiden«-Mentalität ist völlig unnötig und hindert Sie außerdem daran, Ihr Essen wirklich zu genießen. Dazu kommt, dass diese Strategie oft nach hinten losgeht, denn je mehr wir uns einschränken, desto besessener werden wir in Bezug auf unser Essen. Es ist menschlich, (manchmal *krampfhaft*) das zu wollen, was wir *nicht* haben können. Deshalb denken solche Menschen, die sich in diesem Muster wiederfinden, fast pausenlos ans Essen. Stellen Sie sich nur vor, was Sie mit der vielen freien Kapazität Ihres Gehirns alles anfangen könnten! Wenn Sie bereit dazu sind, die Zügel der Zurückhaltung zu lockern, indem Sie bewusst genießen lernen, dann befinden Sie sich auf dem richtigen Weg, um Ihre Ziele zu erreichen. Und zwar auf eine Weise, die Sie tatsächlich langfristig durchhalten können.

Das Wechselbad-Muster

Die Ursache Ihres On-Off-Musters in Bezug auf gesundes Essen liegt vielleicht in einer Scheu vor Verpflichtungen oder einer gewissen Ambivalenz darin, Ihre Ernährung gesünder gestalten zu wollen. Obwohl Sie sich in der Vergangenheit schon von etlichen Diätversprechen haben ködern lassen, waren Sie doch nie ganz überzeugt davon, dass das wirklich zu 100 Prozent das Richtige für Sie ist. Vielleicht war es einfach nur das Neuartige, das Sie angesprochen hat. Oder es ging Ihnen wie so vielen Menschen und Sie haben sich eine Menge unrealistischer Ziele gesetzt und über die Enttäuschung, diese nicht verfolgt zu haben, haben Sie die Schamspirale in Gang gesetzt. In der Folge könnte es sein, dass Sie sich einfach für unfähig halten, gesund zu leben.

Nun haben Sie die Gelegenheit, diese Dynamik zu verändern, indem Sie für sich klären, was Sie wollen und warum Sie es wollen, und diese Ziele dann in realistische Verhaltensweisen umzusetzen. Wenn Sie Ihren Fähigkeiten, gesündere Entscheidungen zu treffen, nicht trauen, dann suchen Sie sich erst einmal nur ein ganz spezifisches kleines Ziel heraus. Zum Beispiel, drei Tage lang täglich zwei Gemüseportionen zu essen. Das umzusetzen hat nichts mit angeborenen Erfolgsmöglichkeiten zu tun, sondern wird vom Ausmaß Ihrer Bemühungen abhängen.

Legen Sie also los und beweisen Sie sich, dass Ihre Befürchtungen umsonst sind.

Abhängigkeits-Aspekt

Sie haben es sich also angewöhnt, sich sowohl in schweren Zeiten, als auch bei freudigen Anlässen zum Feiern auf die Macht des Essens zu verlassen – damit befinden Sie sich in bester Gesellschaft! Seien Sie versichert: Das ist nicht etwa ein Zeichen von Schwäche, sondern zeigt nur, dass Sie nicht gerade die beste Strategie auf Lager haben, um mit großen Emotionen umzugehen. Das Absurde daran ist, dass Sie dieses Muster dazu bringt, zu viel zu essen, und Sie *diese* Tatsache dann noch viel mehr unter Stress setzt. Statt zu essen, weil Sie wirklich physiologisch Hunger verspüren, futtern Sie, wenn die Gefühle Sie übermannen oder äußere Umstände Sie dazu zwingen.

Um hier voranzukommen, versuchen Sie, potentiellen Stolpersteinen aus dem Weg zu gehen, die Sie aus der Bahn werfen könnten. Wenn Sie zum Beispiel schon wissen, dass Besuch oder Festessen Sie unausweichlich dazu verleiten, zu viel zu essen, legen Sie sich vorab schon einen Plan zurecht. Sie können dem emotionsgeleiteten Essen auch entgehen, indem Sie sich etwas Gutes tun, das absolut nichts mit Essen zu tun hat. Beispiele hierfür sind (Faszien-)Massagen, Infrarotsauna, Akupunktur und andere wohltuende Körperbehandlungen. Es geht darum, ein gesundes System der Selbstfürsorge zu entwickeln, ein populäres Thema in der heutigen Wellnesswelt. Dieser Selbstfürsorge-Schutzschirm kann vieles sein, doch grundsätzlich geht es darum, die Dinge zu tun, die Sie so ausgeglichen machen, dass Sie dem unvermeidbaren Stress des Alltags etwas entgegensetzen können. Wer braucht das nicht?

Denkweise toppt Appetit

Im Guten wie im Schlechten: Die Art, wie wir über gewisse Lebensmittel denken und diese einschätzen, beeinflusst, wie wir darauf reagieren. In einer 2011 im Fachmagazin »Health Psychology« veröffentlichten Studie gab man Probanden zwei Milchshakes zu trinken mit scheinbar unterschiedlichen Eigenschaften. Während der eine Shake mit 620 Kilokalorien als »genussorientiert« galt, galt der andere mit nur 140 Kilokalorien als »gesundheitsorientiert«. Nachdem die Studienteilnehmer den vermeintlich hochkalorischen Drink genossen hatten, sank Ihr Spiegel des hungerstimulierenden Hormons Ghrelin drastisch. Im Gegensatz dazu veränderte sich der Grehlinspiegel fast gar nicht, nachdem sie den vermeintlich kalorienarmen Shake getrunken hatten, überzeugt davon, durch die »sündenfreie« Lightversion nicht ausreichend gesättigt zu sein. Der Knüller: Ohne es zu wissen, hatten die Probanden beide Male den identischen Shake mit 380 Kilokalorien getrunken.

Daraus lernen wir: Unsere Psyche kann unseren Körper in Sachen Ernährung überlisten. Die Höhe der Hormon-Level war davon beeinflusst, wie hungrig oder gesättigt die Probanden *glaubten sein zu müssen*. Der vermutete Sättigungsfaktor der Milchshakes übte einen Einfluss darauf aus, wie gesättigt sie dadurch tatsächlich waren. Das lässt annehmen, dass eine veränderte Einstellung zu bestimmten Nahrungsmitteln die körperliche Reaktion darauf verändern kann. *Verrückt, oder?*

Die innere Einstellung neu justieren

Im Unterschied zum Laborversuch arbeiten im wahren Leben gleich mehrere Kräfte gegen uns, wenn wir die Entscheidung für gesunde Nahrungsmittel treffen sollen, die mit unseren Langzeitzielen in Einklang stehen. Dann kann es sehr hilfreich sein, unsere Einstellung gegenüber gesunden (und auch ungesunden) Lebensmitteln zu ändern. Wenn Ihre Gedanken immer nur um Süßigkeiten kreisen, um Gemüse aber eher nicht, dann tun Sie sich selbst einen Gefallen und hören Sie auf, Süßes als den ultimativen Genuss zu werten und Gerichte mit viel Gemüse und wenig Pasta als Mangel oder gar Bestrafung abzustempeln. Mit anderen Worten: Wenn Sie Ihre Sicht auf gesundes Essen (in die positive Richtung) neu justieren, dann entscheiden Sie sich auch eher dafür und lassen es sich auch wirklich schmecken. Andersherum kann es für Sie auch leichter werden, auf ungesundes, aber verlockendes Essen zu verzichten, wenn Sie eine andere Einstellung dazu haben. Wenn Sie bezüglich des Gemüses noch skeptisch sind, dann seien Sie darauf vorbereitet, im Kapitel »Leckere Ideen und Rezepte« (S. 121) eines Besseren belehrt zu werden.

So, wie uns auch gescheiterte Liebesbeziehungen eine Menge über unsere eigenen Wünsche und Bedürfnisse lehren – darüber, was funktioniert und was nicht –, so können wir auch aus unseren früheren Beziehungen zu unserer Ernährung lernen. Jetzt ist es an der Zeit zu erforschen, was in der Vergangenheit schiefgelaufen ist und welche Einflüsse dafür verantwortlich sind, dass Sie sich für die Dinge entscheiden, die nicht im Einklang mit Ihren Zielen stehen, und sich dann dafür selbst zu verzeihen. Uns ist bewusst, dass das immer wiederkehrende Durchleben von hinter uns liegendem Beziehungskummer ungesund ist – warum machen wir dann genau das mit früheren Diäten? Nehmen wir doch aus dem Vergangenen mit, was wir davon lernen können, und lassen es dann einfach hinter uns, damit wir nach vorne schauen und uns an die Arbeit machen können, die Lücke zwischen Wunsch und Wirklichkeit zu schließen. Wenn wir den alten Ernährungsballast abgeworfen haben, haben wir einen weiteren Vorteil:

Wir machen reinen Tisch und haben so wieder Kapazitäten dafür, uns auf die wirklich wichtigen Dinge zu konzentrieren.

Ein wichtiger Schritt für den Aufbau einer gesunden Liebesbeziehung ist, eine klare Vorstellung von dem zu haben, was wir wirklich wollen und was unsere Werte sind. So stellen wir sicher, dass beide Partner wirklich auf einer Wellenlänge sind. Dasselbe gilt für unser Verhältnis zu unserer Ernährung. Wenn Sie sich über Ihre Wünsche und Erwartungen an mögliche Verhaltensänderungen Klarheit verschaffen, dann fällt es Ihnen auch leichter, falsche Ziele auszusortieren. Solche Ziele, von denen Sie vielleicht denken, dass Sie sie erreichen *sollten*, die Sie aber gar nicht weiterverfolgen müssen, weil sie nicht Ihre eigenen, sondern die Werte und Prioritäten anderer widerspiegeln. Es ist so, als hielten Sie eine schmutzige Affäre am Leben, obwohl Sie überhaupt kein Interesse daran haben, sich weiter in dieser heiklen Situation zu befinden. So sagen sich manche beispielweise, sie *sollten* jeden Tag frisch kochen oder sich absolut zuckerfrei ernähren, was ehrlich gesagt für sie aber völlig unrealistisch ist und von dem sie sich auch gar nicht vorstellen können, es zu tun. Das sind falsche Ziele mit leeren Vorstellungen, die Sie vergessen sollten. Im nächsten Kapitel erfahren Sie, wie Sie sich Ihre Beziehung zu Ihrer zukünftigen Ernährung vergegenwärtigen und wie Sie diesen Weg beschreiten – auf eine Art, die für Sie machbar ist, auf Ihre Weise, und nicht, weil Sie glauben, Sie *sollten* es auf diese Weise tun.

3 Treffen Sie auf Ihr zukünftiges Ich

Wenn es um Liebesbeziehungen geht, stehen wir einerseits auf den geheimnisvollen, spontanen Fremden, wünschen uns andererseits aber auch den verlässlichen Kumpel, auf den wir in schlechten Zeiten zählen können (*und* der uns im Notfall auch mal Damenhygieneprodukte besorgt). Genauso geht es uns mit unserer Ernährung: Auf der einen Seite wollen wir Zucker meiden, damit wir uns so gut wie möglich fühlen und ebenso aussehen, auf der anderen Seite sind die Süßigkeiten auf dem Büroschreibtisch gerade in stressigen Zeiten einfach zu leicht ... *greifbar*. Im Restaurant möchten wir eigentlich vernünftige Entscheidungen treffen, um unsere gesunden Ziele zu erreichen, wünschen uns andererseits aber auch nichts lieber, als richtig über die Stränge zu schlagen und ungehemmt zu schlemmen. Meistens gewinnt der spontane Wunsch, doch das liegt *nicht* etwa daran, dass wir Versager sind. Es hat vielmehr damit zu tun, dass die meisten von uns eine grundsätzliche Trennung machen zwischen der Sicht auf sich selbst in der Gegenwart und der Vorstellung, die sie von ihrem zukünftigen Ich haben. Dazu kommt, dass unser Gehirn von Geburt an eine Vorliebe für Süßes und Kohlenhydratreiches hat. Das ist ein Überlebensmechanismus und kein Fehler im System, denn schließlich war es für unsere Vorfahren eine ernsthafte Herausforderung, genug zu essen zu finden. Leider haben unsere Gehirne noch nicht verinnerlicht, dass wir heute in Zeiten des Überflusses leben.

Zwischen unserer natürlichen Vorliebe für zuckerreiche Lebensmittel und der schnellen Befriedigung, die diese bieten, sind wir heutzutage sehr stark darauf fokussiert, uns im Hier und Jetzt ein Wohlgefühl zu verschaffen. Verhaltensforscher sprechen von »Present Bias« – was so viel bedeutet wie »fokussiert auf die Gegenwart«. Das heißt, wir legen großen Wert auf sofort erreichbare Belohnungen und blenden dabei die Folgen aus, die uns in der Zukunft erwarten könnten. Ein Grund ist der, dass spätere Konsequenzen meistens nicht so realistisch wirken wie das Vergnügen, das die sofortige Belohnung verspricht. Es ist wie beim Autofahren: Obwohl wir wissen, wie gefährlich es ist, währenddessen auf dem Smartphone herumzutippen, machen es so viele Menschen dennoch. Diese Menschen ignorieren die potenzielle Gefahr nicht etwa, weil ihnen das eigene Leben oder das der anderen egal ist, doch in diesem speziellen Moment sind sie mehr auf das Lesen oder Senden von Textnachrichten fixiert als auf irgendwelche ungewollten Konsequenzen, die ja gar nicht unbedingt eintreten müssen. Ich wette aber, dass dieses potenzielle Unfallrisiko andererseits nicht mehr so einfach zu ignorieren wäre, wenn man mal in einen durch dieses Verhalten verursachen Unfall geriete. Natürlich ist der zu zahlende Preis in Bezug auf die Ernährung nicht ebenso hoch wie beim Autofahren. Doch Sie können sich sicher vorstellen, dass unser Present Bias auch unsere Essvorlieben lenkt. Ich will es noch einmal wiederholen, um es wirklich klarzumachen: Süßes oder kohlenhydrathaltiges Essen versprechen noch viel mehr spontanes Vergnügen als beispielsweise das Beantworten von Textnachrichten. Dazu kommt, dass der Wohlfühleffekt von gesunden Lebensmitteln dagegen meistens nicht so unmittelbar ist. Außerdem beziehen wir bei der Auswahl unserer Nahrung nicht zwangsläufig die zukünftigen positiven Wirkungen mit ein, wenn wir nicht ernsthaft daran glauben, dass es einen Zusammenhang gibt zwischen unserer heutigen Essenswahl und unserem Wohlbefinden im kommenden Monat. Sie werden Ihre zukünftigen Gesundheitsziele auch weniger in den Mittelpunkt stellen, wenn Sie nicht davon überzeugt sind, die nötigen Voraussetzungen zu besitzen, die Ihnen hilfreiche Entscheidungen auf dem Weg zu Ihrem Ziel möglich machen.

Werfen wir einen Blick in die Zukunft: Zahlreiche wissenschaftliche Untersuchungen legen nahe, dass unsere täglichen Entscheidungen für eine bestimmte Ernährungsweise stark davon abhängen, wie wir uns selbst in der Zukunft sehen. Das Problem ist nur, dass die meisten von uns keinen Bezug zu ihrem zukünftigen Ich haben. Deshalb machen wir uns auch keine Gedanken über die Ernährung, die langfristig gesehen in unserem eigenen Interesse wäre. Mit anderen Worten: Wir ziehen immer den schnellen Genuss verlockender Nahrungsmittel vor und arbeiten damit gegen unsere gesunden Vorsätze, weil wir uns nicht mit dem identifizieren, was wir uns für uns wünschen. Die Lücke zwischen Wunsch und Wirklichkeit steht uns hier wieder im Weg und macht es uns so schwer, die eigentlichen Ziele zu erreichen. Diese kurzsichtige Tendenz ist gut dokumentiert, ganz besonders in Hinblick auf Zukunftsinvestitionen. Der Psychologe Hal Hershfield veröffentlichte im Jahr 2009 (in der Fachzeitschrift »Social Cognitive and Affective Neuroscience«) eine Studie, in der er die Bereitschaft seiner Probanden untersuchte, eine sofortige finanzielle Belohnung gegen eine höhere, aber später erfolgende Geldauszahlung zu tauschen. Das Ergebnis war verblüffend: Die Studienteilnehmer beurteilten ihr zukünftiges Ich fast genau so wie einen *vollkommen Fremden*. Dass dieser fehlende Draht zum zukünftigen Selbst die Probanden zu mangelndem Interesse an der später ausgezahlten Belohnung veranlasste, war dann nicht mehr überraschend. Interessanterweise machte Hershfield in darauffolgenden bahnbrechenden (2011 im »Journal of Marketing Research« dokumentierten) Studien folgende Entdeckung: In Interaktion mit ihrem virtuell erzeugten älteren »anderen Ich« (Alter Ego) waren die Probanden sehr viel engagierter, Zukunftsentscheidungen zu treffen – zum Beispiel, mehr Wert auf langfristige Sparanlagen zu legen, die ihnen in späteren Jahren zugutekommen würden. Falls Sie sich jetzt über den Vergleich wundern … In diesen besagten Studien ging es zwar immer um den Umgang mit kurzfristigen Geldeinkommen im Vergleich zu langfristigen höheren Einkünften. Doch dasselbe Prinzip lässt sich auch auf andere Verhaltensbereiche übertragen – besonders aufs Essen.

Um die Dinge ins rechte Licht zu rücken: Viele von uns sind derartig auf ihre momentanen Bedürfnisse gepolt, dass sie ihr zukünftiges Ich wie einen völlig Fremden behandeln. Wir verputzen absolut gedankenlos altbackenes Gebäck und plündern nachts unsere Kühlschränke, denn ohne Kontakt zu unserem gesunden zukünftigen Selbst ist die Herausforderung schließlich umso größer, gegenwärtigen Verlockungen zu widerstehen. Doch wir müssen damit aufhören, unser zukünftiges Selbst wie eine völlig fremde Person zu behandeln, denn die Studien zeigen, dass langfristige Ziele – ob finanzieller oder gesundheitlicher Art – umso besser verfolgt werden, je aktiver wir unser zukünftiges Ich einbeziehen.

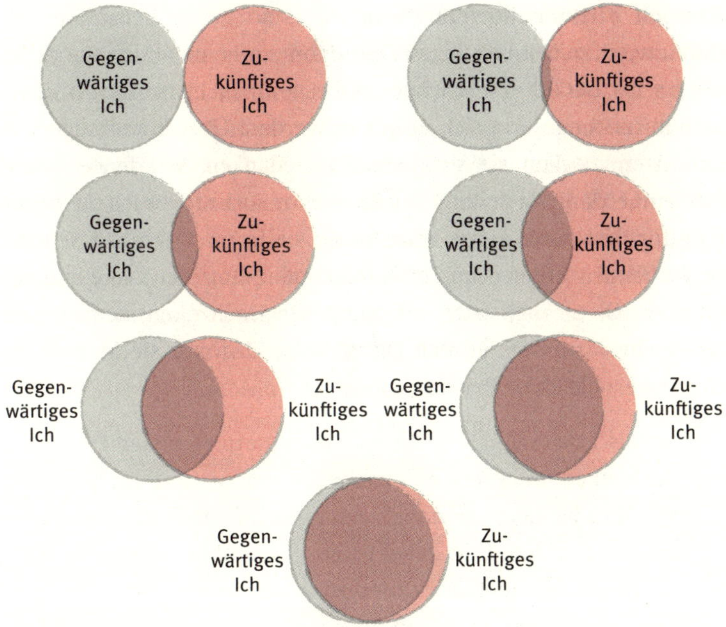

Hershfields Studien zeigen: Man macht sich Entscheidungen zugunsten von Zielen, die in fernerer Zukunft liegen, deutlich leichter, wenn man sich sein späteres Ich als eine Verlängerung des jetzigen Ich vorstellt. Machen Sie sich klar, dass Sie sich damit selbst einen Gefallen tun. Wenn Sie beispielsweise abends in einer Bar feiern gehen und spät in der Nacht nach Hause kommen, kann Sie ein Gedanke an Ihr zukünftiges Ich vor den schlimmsten Folgen bewahren. Dann trinken Sie vielleicht noch reichlich Wasser und legen sich direkt ins Bett, statt noch eine Runde vorbei am Kühlschrank zu drehen. Und statt eine langweilige Besprechung mit dem Knabbern von Keksen zu versüßen, nippen Sie mit Rücksicht auf Ihr zukünftiges Ich vielleicht lieber nur an Ihrem Kaffee.

Ich möchte an dieser Stelle ein wunderbares Beispiel anführen, das ich »Braut-Phänomen« nenne. Ich liebe es, mit Bräuten zu arbeiten, denn sie schaffen einfach alles. Meiner Erfahrung nach sind zukünftige Bräute die fokussiertesten, unerschütterlichsten und durchhaltefähigsten Klienten überhaupt. Für sie sind gesundheitsorientierte Änderungen kein x-beliebiges Ziel, denn sie können sich vorstellen (oft bis ins Detail), wie wirkungsvolle gesunde Investitionen in die Zukunft aussehen und sich anfühlen werden. Über kurzfristige Versuchungen machen sie sich weniger Gedanken. Werdende Bräute haben eine klare Vorstellung davon, wie ihr zukünftiges Ich die Belohnung für ihre harte Arbeit erntet; wie sie in ihr traumhaft schönes weißes Kleid schlüpfen und strahlend voller Stolz den Gang entlangschreiten. Ob Sie sich jetzt mit pompösen Hochzeiten identifizieren oder nicht, lassen Sie es sich gesagt sein: Dahinter steckt eine unglaubliche, ungeahnte Power.

Wer jemals ernsthafte Schritte zur Verbesserung seiner Ernährung oder Gesundheit unternommen hat, weiß sehr gut, wie viel leichter es ist, am Ball zu bleiben, wenn man erst einmal Fortschritte bzw. kleine Ergebnisse erzielt hat. Und dabei ist es gleichgültig, ob das Ziel darin besteht, eine kleinere Konfektionsgröße zu tragen, sich attraktiver und energiegeladener zu fühlen oder einen strahlenden Teint zu bekommen. Nachdem Sie einmal eine winzige Ahnung davon bekommen haben, wie sich positiver Fortschritt anfühlt, wird es leichter, diese Änderungen beizubehalten und zu dauerhaften Gewohnheiten werden zu lassen. Können Sie das Ergebnis Ihrer Bemühungen im wahrsten Sinne des Wortes erst einmal sehen und fühlen, dann fällt es leichter, sich vorzustellen, wie toll sich das in sechs Monaten oder einem Jahr anfühlen wird. Das ist eine der Hauptmotivationen fürs Weitermachen.

Das zukünftige Ich kennenlernen

Ich weiß, ich weiß: Es ist nicht gerade einfach, sich die zukünftige Version von sich selbst im Abstrakten vorzustellen. Im ersten Schritt sollten Sie sich deshalb darauf konzentrieren, was Sie sich unterm Strich für sich selbst wünschen. Auf diese Weise können Sie dann dieses Vorhaben in konkrete Taten umsetzen. Um den Prozess anzustoßen, lassen Sie sich auf die folgende Übung ein und schauen Sie, welche Bilder Ihnen in den Kopf kommen.

Schließen Sie die Augen und stellen Sie sich die bestmögliche Version Ihrer selbst im nächsten Jahr vor. Sie sind immer noch Sie selbst mit all Ihrer Einzigartigkeit, aber es ist ein Jahr später, Sie haben viele Ihrer gesundheitlichen Ziele in Angriff genommen und sind regelrecht aufgeblüht. Malen Sie sich dieses Bild aus: Wie fühlen Sie sich dabei? Oder genauer: Wie sollte sich diese bestmögliche, ein Jahr ältere Version von Ihnen fühlen? (Je lebhafter Sie sich dieses Bild ausmalen können, desto besser ... gehen Sie bei Ihrer Vorstellung also ins Detail.) Wie möchten Sie sich beim Aufstehen fühlen? Wenn Sie duschen, sich eincremen und in Ihre Kleidung schlüpfen? Wie auf dem Weg zur Arbeit? Wenn Sie stehen, arbeiten, die Treppe hinauf laufen, Sex haben? Gehen Sie mit Energie und Zuversicht durch den Tag? Fahren Sie fort und schließen Sie die Augen.

Denken Sie auch an all die Vorteile, die Ihnen die Arbeit an Ihren Gesundheitszielen bringen wird: Wozu würden Sie gerne im nächsten Jahr oder im darauffolgenden Jahr körperlich in der Lage sein? Viele fixieren sich auf ein ganz konkretes Ereignis, darauf, wie sie beispielsweise bei einem großen Event oder in einem Urlaub aussehen möchten. Gut und schön, aber das sind äußere Richtwerte, die nach diesem Ereignis kein großes Gewicht mehr haben. Viel effektiver ist es, wenn Sie sich die anhaltenden Vorteile der harten Arbeit an sich selbst vor Augen halten und was das für *Sie* bedeutet – egal, ob es darum geht, mehr Energie, einen strahlenderen Teint oder ein besseres Körpergefühl zu haben, oder darum, länger tanzen oder schneller laufen zu können ... was auch immer Sie sich wünschen. Sich diese Möglichkeiten vorzustellen, bringt Ihr zukünftiges Selbst – die Verlängerungen Ihres jetzigen Ich – auf den Weg. Wenn Sie sich mit diesem Lockmittel einer baldigen Verbesserung Ihres Selbst ködern, ist es viel unwahrscheinlicher, dass Sie die Ziele verfehlen werden, die Sie sich für nächstes Jahr setzen. Das stellen auch meine Bräute fest: Je besser die Verbindung ist, die sie mit ihrem zukünftigen Ich knüpfen können, desto leichter fällt es ihnen, sich so zu ernähren, dass sie ihre großen Ziele erreichen und erhalten können.

Unser alltägliches Verhältnis zu unserer Ernährung ist ein ständiger Balanceakt zwischen langfristigen Bestrebungen und momentanen

Bedürfnissen, die sich oft im Konflikt miteinander befinden. Zum Beispiel wollen sich die meisten Menschen besser fühlen und besser aussehen, sie möchten zuversichtlicher, lebendiger und energiegeladener sein – doch gleichzeitig wollen sie den Muffin bei der Teamsitzung und die Extraportion Pasta beim Mädelsabend. Doch eines möchte ich klarstellen: Ein gesundes Verhältnis zum Essen muss *nicht* bedeuten, ausnahmslos ein vorbildliches Essverhalten an den Tag zu legen, das immer die langfristigen Ziele über die momentanen Bedürfnisse stellt (denn das klingt einfach nur nach Spielverderberei). Es geht eher darum, kurz innezuhalten und die möglichen Optionen abzuwägen, um dann eine bewusste Entscheidung zu treffen. Zum Beispiel: »Will ich diesen Kuchen wirklich?« Wenn die Antwort »Ja« lautet, dann legen Sie ihn auf einen Teller, genießen Sie ihn langsam und dann machen Sie einfach weiter, ohne sich den Rest des Tages über dieses Stück voller süßer Kalorien weiter den Kopf zu zerbrechen. Im nächsten Kapitel lernen Sie spezielle Techniken kennen, wie Sie es dahin schaffen.

Umgang mit dem jetzigen und dem zukünftigen Ich

Allzu oft lassen wir uns auf halbherzige Affären ein, selbst wenn wir uns nach einer festen Beziehung sehnen, weil wir uns einfach nicht vorstellen können, die Liebe unseres Lebens zu finden. Dasselbe Muster finden wir auch in Bezug auf unsere Ernährung wieder, denn es ist einfacher, die langfristigen Ziele unsere Gesundheit betreffend sausen zu lassen, wenn wir keinen Zugang zu der Person haben, die die zukünftig möglichen Vorteile genießt. Um Ihre ambitionierten Ziele gegen Ihre momentanen Bedürfnisse abzuwägen, ist es deshalb äußerst wichtig, eine klare und realistische Version Ihrer selbst in sechs Monaten, im nächsten Jahr oder in fünf Jahren zu entwickeln. Dann können Sie damit beginnen, in Ihr zukünftiges Ich zu investieren, indem Sie Ihre jetzigen und Ihre langfristigen Wünsche unter einen Hut bringen. Um diese Lücke zu schließen, beginnen Sie damit, sich Ihr künftiges Selbst vorzustellen, das die Früchte einer gesunden Ernährung erntet. Stellen Sie sich vor, wie befreiend es sein muss, zu genießen und zu schlemmen, ohne dabei Schuld und Scham zu empfinden. Denken Sie daran, wie viel Kapazität in Ihrem Kopf auf einmal frei wird und wie viel mehr Energie Sie zur Verfügung haben, wenn Sie wegen Ihrer Ernährung nicht ständig mit sich selbst streiten. Wenn Sie sich in diese zukünftige Zufriedenheit hineindenken, unterstützt Sie das bei der wohlüberlegten Auswahl Ihrer heutigen Ernährung für ein gesünderes Morgen. Beruht Ihre Ernährungsweise auf diesem festen Fundament aus Klarheit und Fokussiertheit, dann halten Sie das Zepter in der Hand. So sind Sie gegen Einflüsse (in Ihrem Kopf und von außen), die Sie vom Weg abbringen könnten, gut gewappnet.

Noch mal die Kernnachricht: Eine lebendige und detaillierte Visualisierung des eigenen Ich in der Zukunft kann heute dabei unterstützen, gesündere Gewohnheiten einzuführen, die sich in der Zukunft auszahlen werden. Das bestätigen einige Studien, die im Jahr 2013 in der Fachzeitschrift »Psychological Science« veröffentlicht wurden. Die Probanden waren weniger anfällig für kriminelle Handlungen (wie Hehlerware zu kaufen oder Versicherungsbetrug zu begehen), wenn man sie aufforderte, sich ihr zukünftiges Ich durch das Schreiben eines Briefes an diese ältere Person vorzustellen. Nachdem sie zudem mit digitalisierten älteren Versionen ihrer eigenen Person interagiert hatten, waren sie in einem anschließenden Test weniger anfällig dafür zu schummeln. Und dies kann man auf die Ernährung übertragen. Lange Rede, kurzer Sinn: Die detaillierte Vorstellung des eigenen zukünftigen Ich verbessert die Fähigkeit, zugunsten von langfristigen Vorteilen auf die kurzfristige Bedürfnisbefriedigung plötzlicher Essensgelüste zu verzichten. Wenn Sie Mutter oder Vater sind oder irgendwann einmal werden möchten, gibt es noch eine weitere hilfreiche Möglichkeit, eine Verbindung zu Ihrer Zukunft herzustellen: Stellen Sie sich vor, Sie würden eine gesunde Ernährungsgewohnheit übernehmen, mit der Sie jetzt hadern, und dann malen Sie sich aus, dass auch Ihr (zukünftiges) Kind diese Gewohnheit übernimmt. Für viele von uns kann der Gedanken an die Zukunft unserer Kinder (selbst der ungeborenen) die Stühle geraderücken und uns dazu animieren, selbst unsere heutigen Gewohnheiten zu überdenken.

Eine der besten Methoden, diese Beziehung zur Zukunft zu knüpfen, ist es, einen Brief zu schreiben an das spätere eigene Ich, also eine ältere Version von sich selbst. Das mag zunächst lachhaft klingen, ist aber erstaunlich effektiv (wenn Sie das blöd finden, dann improvisieren Sie). Wenn das, was Sie schreiben, für Sie persönlich bedeutsam ist, dann kann dieser Brief einiges an Klarheit bewirken über das, was Sie wirklich wollen, was Ihre Ziele sind und wie Sie in naher Zukunft (vielleicht ein, zwei oder fünf Jahre später) handeln, wie Sie sich fühlen und wie Sie aussehen möchten. Um Sie in den passenden Gemütszustand zu versetzen, möchte ich noch eine Stufe weiter gehen und daraus einen Dankesbrief an Ihr zukünftiges Ich machen, in dem Sie die Bemühungen aufzählen, die es gekostet hat, zu einer gesünderen Version der eigenen Person zu werden. Und in dem Sie sich selbst dafür danken, das möglich gemacht zu haben.

Um diesen Weg zu beschreiten, denken Sie über Folgendes nach:

- Wie würde es sich anfühlen, Ihr zukünftiges gesünderes Ich in Aktion zu sehen?
- Welche Ernährungshürde würden Sie jetzt in Angriff nehmen?
- Welche Gesundheitsziele streben Sie an?
- Wie wollen Sie sich in Ihrem Körper fühlen und bewegen, wie aussehen?
- Was würden Sie Ihrem supergesunden Ich sagen wollen?

Und jetzt?

Jetzt, wo Sie eine Vision von sich selbst in einem Jahr oder später entwickelt haben, ist es Zeit, Ihr Essverhalten zu ändern. Machen Sie sich eine Liste der Ziele, die Sie erreichen wollen, und dann erarbeiten Sie ein paar Strategien dafür, das zu schaffen. Wenn Sie zum Beispiel bewusstere Ess-Entscheidungen treffen möchten, ist das Ziel »aufmerksamer sein« zu vage und deshalb nicht effektiv genug. Besser ist es, darüber nachzudenken, was Sie ganz konkret tun können, um bewusstere Entscheidungen zur Regel zu machen – ob Sie zum Beispiel erst einmal eine kleine Pause einlegen, bevor Sie etwas naschen, oder ob Sie schon vorbereitete gesunde Snacks zur Hand haben, wenn Ihnen nach Naschen ist.

Um auf diesem Weg voranzukommen, bereiten Sie sich am besten darauf vor, *einige* Kompromisse Ihrem zukünftigen Ich zuliebe zu machen. Natürlich sollte Essen Freude bereiten, aber es kann natürlich nicht funktionieren, immer allen Essensgelüsten nachzugeben und trotzdem das ersehnte zukünftige Ich zu erlangen. *Ich weiß, dass Sie das schon wissen.* Doch ich möchte es einfach nochmal ins Bewusstsein rufen: Man kann sich nicht immer nur die Rosinen herauspicken.

Es geht darum, das richtige Maß zu finden, indem Sie die Vor- und Nachteile der einen oder anderen Möglichkeit gegeneinander abwägen und sich mit den gegensätzlichen Wünschen zu versöhnen (die wir, nebenbei gesagt, alle haben). So kann es zum Beispiel sein, dass Sie auf der einen Seite am Wochenende gesunde Snacks für die kommende Woche vorbereiten möchten, auf der anderen Seite aber das Maximum an Erholung und Entspannung aus Ihrem Wochenende herausholen wollen. Oder Sie haben vor, im Restaurant zukünftig eine gesündere Wahl zu treffen, wünschen sich aber gleichzeitig den ultimativen Genuss, wenn Sie es sich schon gönnen, auswärts zu essen. Diese Beispiele zeigen ganz typische Konflikte. Was also tun?

Im ersten Schritt sollten Sie prüfen, ob sich die gegensätzlichen Wünsche wirklich gegenseitig ausschließen. Könnten Sie nicht ein paar Minuten in die Vorbereitung gesunder Speisen investieren und dennoch Ihre Erholungszeit am Wochenende auskosten? (Auf jeden Fall, Sie können beispielsweise bereits vorgeschnittenes Gemüse verwenden.) Heißt gesundes Essen im Restaurant automatisch, dass Sie in Sachen Genuss nicht voll auf Ihre Kosten kommen? (Nein, gesund und genießen schließt sich nicht aus. Es kommt darauf an, wofür das Geldausgeben sich lohnt und wofür nicht.)

Gegensätzliche Bedürfnisse in Bezug aufs Essen auf diese Weise zu betrachten, wirft plötzlich ein neues Licht auf die Zwischenbereiche, in denen Kompromisse möglich sind. Es zeigt Ihnen aber auch, wo diese Kompromisse für Sie ehrlicherweise nicht möglich sind. Nehmen Sie sich einen Moment Zeit, um eine Liste Ihrer gegensätzlichen Wünsche zu erstellen, die Sie wahrnehmen. Dann überlegen Sie, ob sich diese Wünsche wirklich gegenseitig ausschließen, ob es eine Möglichkeit des Gebens und Nehmens gibt oder – davon ausgehend, dass das Endergebnis für Sie sehr wichtig ist – ob Sie die Prioritäten neu festlegen. In manchen Fällen müssen Sie diese Wahl gar nicht treffen. Wenn Sie zum Beispiel zusammen mit Freunden eine gesunde Mahlzeit kochen, genießen Sie ein köstliches Essen, ohne zwischen Ihren gesunden Vorsätzen und schönen Stunden wählen zu müssen.

Unterziehen Sie Ihre Ziele dem Realitäts-Check

Ebenso wichtig ist es, falsche Ziele aufzudecken. Sie sollten die richtigen Gründe für Veränderungen identifizieren (nämlich weil *Sie* es wollen, nicht Ihre Mutter oder Ihr Partner, oder weil Sie denken, dass man das tun muss, weil es alle tun). Denken Sie also darüber nach, ob Ihre Wohlfühlambitionen wirklich dazu geeignet sind, *Ihr* eigenes besseres Ich zu erreichen oder doch eher das Ihrer Freundin oder eines Supermodels beispielsweise. Sie finden das vielleicht absurd, aber Sie würden nicht für möglich halten, wie viele Leute mir (professionell bearbeitete) Bilder *von anderen* (meistens auch noch operierten) Menschen zeigen, wenn ich sie nach ihren Zielen frage. Das wird nicht funktionieren, denn egal wie motiviert Sie sind, gesunde Ernährung wird nichts daran ändern, wie groß Sie sind oder wie Ihr Knochenbau ist. Das zu akzeptieren ist ausschlaggebend.

Ein bewegender Moment in meiner beruflichen Laufbahn war es, als eine 14-jährige Klientin diese Akzeptanz treffend beschrieb. Die brillante junge Frau, eine knapp 1,60 m große Schülerin, stellte nüchtern fest: »Meine besten Freundinnen sind alle über 1,75 m groß, blond und können essen, was immer sie wollen. Und wissen Sie was? Natürlich würde ich auch gerne auch so essen können, aber für mich funktioniert das nicht. Deshalb möchte ich lernen, für mich zu essen.« Wir sprachen darüber, wie eine ausgewogene Ernährung aussieht und wie sie sich mit nährstoffreichen, leichten (aber dennoch leckeren) Snacks für die Schule ausrüsten kann, sodass sie nicht von den täglichen Verlockungen in Versuchung geführt wird (außer den Mini-Cupcakes, die für sie wirklich unwiderstehlich waren). Ich bin immer noch ganz gerührt, wenn ich an sie denke, denn ihre Sichtweise war so abgeklärt und (leider) so unüblich. Dieses Mädchen wird seinen Weg machen, das ist ganz sicher.

Wenn Sie persönlich nach etwas streben, müssen Sie also herausfinden, was für Sie realistisch ist. Fragen Sie sich, ob Ihr Streben nach mehr Gesundheit Ihnen noch Platz für Flexibilität lässt. Ist es, gemessen an dem derzeitigen Stand, erreichbar? Meistens machen die Leute so pauschale Aussagen wie »Ich meide Zucker«, die aber gar keine echte Herausforderung sein können, denn diese Aussage ist so allumfassend und unterscheidet nicht zwischen natürlichem Zucker und Zuckerzusatz. Wenn jemand dieses Ziel ernsthaft verfolgen wollte, dann müsste er auch Obst, Gemüse und Lebensmittel mit gesunden komplexen Kohlenhydraten (wie beispielsweise Kartoffeln) meiden, ganz zu schweigen von Geburtstagskuchen. Wenn Sie wirklich vorhaben, nie wieder Geburtstagskuchen zu essen, geht das für mich in Ordnung, aber gehen Sie nicht davon aus, dass Sie wirklich so extrem sein *müssen*, um Ihre Ziele zu erreichen. Stattdessen empfehle ich immer den angemesseneren und menschlicheren Zugang, zum Beispiel das Ziel zu verfolgen, *zugesetzten* Zucker zu meiden (in Getränken, Salatsaucen, Tütensuppen, Brotaufstrichen usw.), sich aber die Möglichkeit offenzuhalten, moderate Zuckermengen zuzulassen (auch den Geburtstagskuchen).

Ziehen Sie auch Folgendes in Betracht: Gewinnen Sie Ihre Motivation, gesünder oder schlanker zu werden, aus dem Glauben, dass sich dann auch alles andere in Ihrem Leben geraderückt? (Das ist kein zulässiges Ziel.) Im Gegensatz dazu stimmt die Richtung, wenn Ihre Motivation zu einem gesünderen Lebensstil oder einer schlankeren Figur die ist, selbstbewusster zu sein oder mehr Energie zu besitzen. Noch eine verbreitete falsche Zielsetzung ist es, nach den Sternen zu greifen, wenn man aus Zeitmangel kaum den festen Boden verlassen kann. Ich habe so viele Klienten, die sich vornehmen, regelmäßig ein 5-Gänge-Menü auf den Tisch zu bringen, was für sie aber einfach nicht umsetzbar ist bei komplett vollgepackten Terminkalendern – ob das jetzt mit der Schule, der Arbeit, dem Privatleben oder anderen Verpflichtungen zusammenhängt. Viele Menschen fühlen sich dann wie Versager, wenn sie ihre guten Vorsätze nicht in die Tat umsetzen können. (Dabei haben sie sich einfach nur unrealistische Ziele gesetzt.)

Es ist doch so: Wenn Sie nur (maximal) einmal die Woche die Gelegenheit zum Kochen haben, ist das in Ordnung, solange Sie in dieser Sache ehrlich mit sich selbst sind. Wenn Sie erst einmal falsche Erwartungen an sich selbst fallenlassen, können Sie Ihre Bemühungen in machbare Lösungen investieren, wie zum Beispiel, ein gutes fertiges Brathähnchen zu kaufen und es mit gesunden Beilagen aufzupeppen (siehe hierzu auch Teil 2 dieses Buches). Gehen Sie also realistisch mit sich selbst um, identifizieren Sie die falschen Ziele und sortieren Sie sie aus. Sie werden überrascht sein, wie befreiend das ist.

Erinnern Sie sich: Sie wollen sich doch wohl fühlen – sowohl jetzt als auch in Zukunft. Deshalb besteht das heutige Ziel darin, eine gesunde, ausgewogene, flexible Wahl bezüglich Ihrer Ernährung zu treffen, die auch auf lange Sicht funktioniert. Es geht nicht darum, einen spartanischen Lebensstil voller Selbstbeschränkung zu führen. Vielmehr soll Ihnen eine dauerhafte Veränderungen Ihres Ernährungsmusters gelingen, die zu einer gesunden Lebensstiländerung wird. Um diesem Bemühen Tag für Tag gerecht zu werden, müssen Sie sich richtig reinhängen, dürfen dabei den Fokus nicht verlieren und müssen sich sowohl mit der Gegenwart als auch mit der Zukunft verbinden. Das nächste Kapitel hilft Ihnen dabei.

4 Stimmen Sie sich auf Ihre wahren Wünsche ein

Seien Sie ehrlich: Haben Sie sich beim Telefonieren mit Ihrem Liebsten schon mal dabei erwischt, gar nicht richtig zuzuhören? Vielleicht haben Sie sich mit ein paar deplatzierten »Ja« oder »Aha« verraten oder Ihr Gegenüber konnte das Klackern der Computertastatur hören. Wir alle würden zustimmen, dass diese Situation völlig unangemessen ist, wenn uns das widerfährt. Und doch sind Kommunikationsgepflogenheiten wie diese nicht ungewöhnlich. Klar, wir sind alle vielbeschäftigt und zum Multitasking gezwungen, aber aufmerksam zuzuhören ist eine Eigenschaft, die wir nicht unterlassen dürfen (im Liebesleben wie beim Essen).

Jeder Beziehungsexperte (oder Gast in einer Talkshow) wird Ihnen bestätigen, dass gutes Zuhören der Schlüssel ist, miteinander in Verbindung zu bleiben und nicht den Rückzug anzutreten. Denn ganz präsent und bei der Sache zu sein, hält etwas unglaublich Wertvolles bereit: ein echtes Verständnis dessen, was hinter der Oberfläche des Partners vor sich geht. So können Sie angemessen reagieren und Missverständnisse vermeiden. Zu verstehen, wie es in der Innenwelt Ihres Partners aussieht, kann sich wie eine unmögliche Aufgabe anfühlen, wenn Ihre Konzentration woanders ist. Doch vieles ist längst nicht mehr so unklar, wenn Sie sich einlassen und Ihre Antennen ausfahren. Mit unserem Verhältnis zur Ernährung und zu unserem Körper ist das ganz genauso.

So, wie es Ihnen hilft, durch aktives Zuhören Ihren Partner besser zu verstehen, so kann auch die Fokussierung auf die Signale Ihres Körpers Ihnen dabei behilflich sein, zwischen echtem Hunger und Lust auf Naschereien oder zwischen Sättigung und »total vollgestopft« zu unterscheiden. Also, werden wir zu besseren Zuhörern – indem wir den subtilen inneren Signalen Aufmerksamkeit schenken, die wir zu ignorieren gewöhnt sind. Der beliebte Rat »Iss, wenn du hungrig bist und hör auf, wenn du satt bist« ist nicht verkehrt, doch die Realität ist leider nicht so simpel. Denn was ist beispielsweise, wenn Sie nicht sicher sind, ob Sie wirklich satt sind? Den meisten Menschen geht es nämlich exakt so.

Sich nach dem Essen angenehm gesättigt zu fühlen, sollte natürlich das Ziel sein, aber wenn Hunger- und Sättigungsgefühl nur vage und trügerisch sind, dann fällt die Einschätzung schwer. Doch machen Sie sich keine Gedanken, wenn Sie im Moment noch nicht genau wissen, wie sich das anfühlt. Das ist völlig in Ordnung (und sehr üblich). Ich verspreche es Ihnen. Ein guter Startpunkt ist es, an eine Situation zu denken, die wahrscheinlich jeder kennt: sich unangenehm voll zu fühlen. Können Sie sich an solch ein Ereignis erinnern, an dem Sie sich überfuttert hatten? Sie müssen jetzt nicht bei den damit einhergehenden Gedanken des Stresses oder der Enttäuschung verweilen. Erinnern Sie sich einfach nur an das körperliche Gefühl. Unangenehm, stimmt's? Das wollen Sie zukünftig vermeiden, oder? Wie Sie schon im vorigen Kapitel erfahren haben, kann das Aufrufen persönlicher Erfahrungen das Essverhalten jederzeit steuern. Wenn Sie also unheimlich Lust auf eine bestimmte Speise haben und schon merken, dass Sie nicht mehr schaffen, aber dennoch weiteressen wollen, dann halten Sie sich einfach ohne Wertung diese frühere Situation vor Augen, in der Sie es mit dem leckeren Essen völlig übertrieben hatten und es dann richtig unangenehm wurde. Alle Folgen davon zusammenfassend zu rekapitulieren – wie Ihr Bauch wie ein vollgestopfter Koffer fast aus den Nähten zu platzen drohte und noch dazu schmerzte und wie träge, gar antriebslos Sie waren – hilft Ihnen dabei, die Notbremse zu ziehen, wenn Sie satt sind.

Glauben Sie mir das, ich kenne es nämlich selbst. Vor ein paar Jahren erlebten mein Mann und ich zusammen in einem sehr speziellen italienischen Restaurant namens »Babbo« in New York ein denkwürdiges Abendessen zum Hochzeitstag. Wir hatten zu unserer Hochzeit einen wahnsinnig großzügigen Gutschein bekommen, aber wegen unserer vollen Terminpläne und der (nachvollziehbarerweise) ellenlangen Reservierungsliste schafften wir es erst ein Jahr später dorthin. Mein Mann hatte fest vor, den Gutschein vollends einzulösen, damit wir uns den Umstand der Umbuchung sparen. Und um das zu schaffen, bestellte er »zum Probieren« fast alles, was die Speisekarte hergab. Aber weil alle Gerichte einfach unfassbar lecker waren, konnte er sich nicht zurückhalten und übertrieb es ein bisschen. Ich, ehrlich gesagt, auch. Danach verbrachten wir keine romantische und leidenschaftliche Nacht, wie wir es uns zuvor ausgemalt hatten. Wir verbrachten die Nacht schweißgebadet mit Ingwertee und einer Onlinerecherche zu weiteren alternativen Behandlungsmethoden gegen Blähungen und Sodbrennen. Glücklicherweise konnten wir (im Nachhinein) beide darüber lachen und auch heute noch scherzen wir über diesen Abend. Doch dieses Erlebnis ist auch unsere Mahnung an uns selbst, es nicht zu übertreiben (egal, wie wahnsinnig lecker auch immer das Essen schmeckt).

Den Punkt zu finden, an dem Sie gut gesättigt sind, ist eine sehr individuelle Angelegenheit. Doch angenommen, Sie haben sowohl bereits erlebt, wie es ist, zu viel gegessen zu haben, als auch wirklich hungrig zu sein, dann wissen Sie, dass der Punkt der angemessenen Sättigung irgendwo dazwischen liegen muss. Sie sollten sich angenehm satt fühlen, ohne den Knopf Ihrer Hose öffnen zu müssen. Wenn Sie sich wirklich bemühen, diesen konkreten Punkt ausfindig zu machen – mit dem Wissen, dass es Zeiten geben wird, in denen Sie sich zum Platzen voll fühlen, und solche, in denen Sie sich für satt halten, aber 30 Minuten später doch wieder hungrig sind –, wird es in Zukunft leichter sein, den optimalen Sättigungsgrad zu erreichen. Es liegt ganz an Ihnen, die Signale Ihres Körpers zu erkennen. Ich werde oft gefragt, an welchem Punkt man das Abendessen abbrechen sollte. Die Antwort lautet: Es gibt kein Abbrechen. Niemand sollte hungrig schlafen gehen, was für eine schreckliche Vorstellung!

Die inneren Messpegel eichen

Wir alle besitzen innere Auslösereize, die uns bei der Einschätzung helfen, wie viel wir im Moment essen müssen und wollen. Als Erwachsene nehmen wir diese Reize aber nicht immer wahr, weil sie von anderen Einflüssen (z. B. von Missstimmung, Stress und Ablenkungen) überdeckt werden. Außerdem ist unsere innere Kommunikation relativ lahm – man könnte sie mit einer analogen Verbindung vergleichen, während unsere Gelüste bzw. Begierden digital, sozusagen auf Breitbandniveau, lossausen. Erschwerend kommt hinzu, dass jeder, der schon einmal eine restriktive Diät gemacht hat, seinem Gehirn immer wieder eingebläut hat, das vom Körper gesendete Hungersignal zu ignorieren. Als ob Sie ganz plötzlich den Kontakt zu Ihren internen Auslösern abbrächen. (Aber keine Sorge, das lässt sich ändern.)

Wenn Sie die Hungersignale Ihres Körpers ignorieren und das Signal einer angenehmen Sättigung gar nicht in Ihrem Interesse ist, ist es jetzt an der Zeit, das zu ändern. Das gelingt, wenn Sie die Kraft des präfrontalen Cortex (PFC) nutzen, dem Teil des Gehirns, der wie eine Kommandozentrale für Selbstwahrnehmung und Willenskraft fungiert. Stellen Sie sich diesen Teil als das Kontrollorgan vor, das Sie dabei unterstützt, momentanen Genussversprechen zu widerstehen, zugunsten von größeren Belohnungen in der Zukunft. Der PFC ist das Hirnareal, das einen vom Sofa aufstehen lässt, um ins Fitnessstudio zu gehen und damit in eine gesündere Zukunft zu investieren, oder der einen vor dem dekadenten Schoko-Eisbecher im Restaurant bewahrt, um zu Hause die Zartbitterschokolade genießen zu können.

Wenn Sie sich die verschiedenen Gehirnareale wie eine Gruppe von Freunden mit sehr unterschiedlichen Persönlichkeiten, Reifegraden und Werten vorstellen, dann ist der PFC der weise, supervernünftige Diplomat. Immer, wenn Sie einem verlockenden Reiz ausgesetzt sind – sagen wir, einem riesigen Stück Schokoladentorte –, dann werden all diese Freunde munter und wägen ab, was als Nächstes zu tun ist. Die meisten stimmen dafür, den Genuss sofort wahrzumachen, und lassen den PFC selbstbewusst wissen, wie sie zu dieser Torte stehen (»Mach dich darüber her! Du brauchst das! Iss sie sofort!«). Doch wenn der PFC aktiv einbezogen ist, ist das Gehirn dazu in der Lage, die Vorteile und Nachteile des sofortigen Torten-Genusses gegeneinander abzuwägen und damit eine solide und durchdachte Entscheidung für die ganze Gruppe zu treffen. Wenn also der PFC die ultimative Entscheidung trifft, dass Sie sich gar nicht *so* sehr danach verzehren, obwohl diese riesige Schokotorte wirklich unwiderstehlich aussieht und duftet, dann verzichten Sie diesmal. Vielleicht entscheidet der PFC aber auch, dass Sie wirklich gerne ein Stückchen davon hätten, und zwar auf einem Teller, sodass Sie jeden einzelnen Krümel davon auskosten können. Es gibt hier keine richtige Antwort. Beide Möglichkeiten sind legitim, denn sie sind beide durchdacht.

Wenn es Ihnen bisher schwergefallen ist, bezüglich Ihrer Ernährung Entscheidungen zu treffen, dann fragen Sie sich vielleicht: »Wenn der PFC wirklich so gut darin ist, die aktuellen Wünsche gegen die langfristigen Ziele abzuwägen und immer eine gewissenhafte, gesunde Auswahl trifft – ist dieser Gehirnbereich bei mir dann etwa kaputt?« Nein, aber er ist *ständig abgelenkt*. Es stimmt schon, dass Ihr PFC Ihr bester Verbündeter ist, wenn es darum geht, eine vernünftige Wahl beim Essen zu treffen und dem Impuls zu widerstehen, sich auf alle Backwaren zu stürzen, die Ihnen in die Quere kommen. Der kleine Haken ist, dass der PFC besonders anfällig auf Stress und Ablenkung reagiert. Wenn beispielsweise Ihre Aufmerksamkeit überall gleichzeitig sein muss, Sie gestresst oder übertrieben selbstkritisch sind, dann schaltet sich der PFC aus und übergibt die Entscheidungsfindung an die impulsiveren (gegenwartsorientierten) Hirnareale, die sich nicht im Geringsten um Ihre Zukunft oder Ihre langfristigen gesundheitlichen Ziele scheren. Das erklärt, warum Sie zwar unheimlich motiviert sein können, sich auf eine bestimmte Weise zu ernähren, es aber dennoch einfach nicht schaffen, weil Sie im wahrsten Sinne des Wortes von Ablenkungen umgeben sind und Ihr PFC sich einfach ausklinkt.

Bei den vielen, immer mehr werdenden Ablenkungen unserer modernen Zeit – E-Mails, Textnachrichten, Apps, Social-Media-Kanälen – ist der PFC oftmals viel zu erschöpft, um uns dabei zu helfen, vernünftig zu essen. Wie uns allen bestens bewusst ist, fordern wir unser Gehirn ständig dazu heraus, seine Aufmerksamkeit von einer Aufgabe oder einem Bildschirm zum nächsten zu lenken. All dieses Multitasking erhöht die Produktion des Stresshormons Cortisol, was zu impulsivem Verhalten führen kann und uns zu Ess-Entscheidungen verleitet, die nicht in Einklang mit unseren Gesundheitszielen stehen. Das ist ein verflixter Kreislauf, denn je abgelenkter und gestresster wir sind, desto weniger Selbstwahrnehmung haben wir auch, was es umso schwerer macht, unsere Körpersignale in Bezug auf unsere Ernährung noch zu erkennen – und damit in schlechte Essgewohnheiten verfallen.

Dazu kommt, dass Essen ein multisensorischer Akt ist. Wenn Sie nicht auf das konzentriert sind, was Sie gerade essen, dann verlieren Sie schnell ebenso den Kontakt dazu, wie Sie sich dabei fühlen. Es ist fast so, als würde der Vorgang des Essens gar nicht richtig wahrgenommen. Das Paradebeispiel liefert eine Studie der britischen University of Birmingham, die 2009 im Fachmagazin »Appetite« veröffentlicht wurde: Ein Teil der Probandinnen sollte während des Mittagessens fernsehen, der andere Teil nicht. Beim darauffolgenden Nachmittagssnack aßen die jungen Frauen, die ferngesehen hatten, wesentlich mehr Kekse als diejenigen, die beim Mittagessen nicht durch Fernsehen abgelenkt waren. Wie die Forscher folgerten, hinderte die Ablenkung durch das Fernsehen die Frauen daran, die Mahlzeit ganz zu genießen und die Erinnerung an die Mahlzeit sorgfältig zu bewahren (als hätten Sie eine milde Form der Ess-Amnesie). Eine kleine Nebenbemerkung muss ich an dieser Stelle anbringen: Dasselbe kann passieren, wenn Sie während des Essens in Social-Media-Kanälen herumscrollen.

Die meisten von uns sind tagtäglich diesen Ablenkungen ausgesetzt, wie wir alle wissen. Unsere Gehirne laufen so sehr wie nie auf Hochtouren. Solange die Allgegenwärtigkeit der täglichen Stressoren und digitalen Technologien nicht verschwindet, müssen wir Wege finden, uns auf uns selbst zu konzentrieren (auf unsere Stimmung, unsere Gefühle, unsere Körpersignale) und den Fokus *während des Essens* auf das Essen zu lenken, trotz aller Ablenkungen drumherum. Ich bin immer dafür, alle möglichen Prozesse effizient zu gestalten, aber wenn es um Essen geht, ist Multitasking ein ganz schlechter Weg, nämlich eine sichere Methode, den PFC auszuknipsen. Ich bin Realistin und daher verstehe ich, dass Sie manchmal am Computer essen *müssen*, weil Sie unter Zeitdruck sind (so ist es bei mir auch mal). In solchen Situationen sollten Sie sich aber dessen bewusst sein, dass diese Ablenkung dazu führen könnte, Ihre Mahlzeit zu beenden, ohne wirklich wahrgenommen zu haben, dass Sie überhaupt stattfand. Denken Sie auch daran, wenn Sie 15 Minuten später nach einem Snack schmachten.

Tatsächlich wird ein Faktor gerne übersehen, wenn es darum geht, eine gesunde Ernährung zu etablieren, und das, obwohl er der wichtigste ist: das Gehirn. Je bewusster Sie Ihre Mahlzeiten einnehmen und je besser Sie auf Ihre Körpersignale eingestellt sind, desto geschickter werden Sie bei der bewussten Essenswahl sein. An diesem Punkt wird Ihr PFC zu Ihrem besten Freund: Wenn Sie Ihren PFC fördern, ist die Wahrscheinlichkeit geringer, durch äußere Einflüsse (wie Stress und Ablenkungen) aus der Bahn geworfen zu werden – selbst, wenn Sie müde, deprimiert oder völlig gestresst sind. Es ist wissenschaftlich erwiesen, dass jeder von uns in der Lage ist, seine Verbindungen im Hirn neu zu verknüpfen und damit die Fähigkeit, den PFC zu nutzen, zu verbessern. Und das geschieht genau so, wie wir auch die Muskeln in Beinen, Armen, Bauch und Rücken stärken – nämlich durch regelmäßiges Training.

Der Haben-Wollen-Gleichgewichtsakt

Es ist schlicht und einfach so: Die kurzfristigen Wünsche (Zuckergier!) gegen die großangelegten Wohlfühlziele (nächstes Jahr gut aussehen) abzuwägen, erfordert eine Menge Konzentration und Aufmerksamkeit, besonders im präfrontalen Cortex (PFC). Leider ist es so, dass selbst zeitweilige Stressphasen die Funktion dieses Hirnareals ausbremsen. Genau aus diesem Grund zieht es Büroangestellte immer wieder dann in die Teeküche, um sich über die ungenießbaren Brezeln herzumachen (selbst, wenn sie Brezeln noch nicht einmal mögen), wenn sie das Gefühl haben, ihren überquellenden Posteingang nicht mehr bewältigen zu können. Zum Glück gibt es Wege, unsere Reaktion auf solche Stressauslöser anzupassen – das verschafft uns mehr Flexibilität und Perspektiven, wenn das Leben nicht nach Plan verläuft (was es ja selten wirklich tut).

Nehmen wir zum Beispiel eine meiner Klientinnen, die Künstlerin Lily, die nicht aufhören konnte, zu viel zu essen. Tagsüber stürzte sie sich meistens in Berge von Arbeit und verbrachte die Abende in Kunstausstellungen. Wenn sie zwischendurch Luft schnappen ging, kam sie immer mit Fastfood, Pizza, und Co. zurück. Das Interessante war, dass sie sehr wohlüberlegt und präzise vorging, was ihr Schaffen und die Auswahl ihrer Arbeitsmaterialien betraf. In ihre Arbeit investierte sie so viel Sorgfalt, Aufwand und Überlegung – sie war für sie eine Quelle großen Stolzes.

Während unserer gemeinsamen Arbeit stellten wir fest, dass sie ebenso viele Gedanken auf ihre Arbeitsmaterialen und ihr Schaffen verwandte, wie ich es in Bezug auf Essen und den Körper tat. Ich denke, bewusst und planvoll zu essen ist viel einfacher, wenn sich das Essen auch als etwas Besonderes anfühlt. Wenn Sie zum Beispiel auf einen Wochenmarkt gehen, dann ist unübersehbar, dass die Menschen, die die Produkte gepflanzt und geerntet oder aufgezogen haben, dies nicht als irgendeinen Job, sondern als ihr Handwerk begreifen. Ich würde behaupten, dass die meisten Landwirte ihre Lebensmittel nicht lieblos aus dem Boden reißen und wahllos in Kisten pfeffern (in diesem Fall müsste das Gemüse auch ganz schön mitgenommen aussehen). Nein, sie sind ebenso sorgsam und zweckorientiert wie meine Klientin Lily, wenn sie das Material für ihre Arbeit auswählt. Wir sprachen darüber, ihre innere Einstellung in diese Richtung zu lenken, und es war, als ginge ihr ein Licht auf. Das Gute war, dass sie in einem Bereich ihres Lebens bereits auf diese sorgfältige Weise vorging, sie musste nur den Fokus auch auf den Bereich des Essens legen. Lily begann damit, auf dem Wochenmarkt einzukaufen und sich dabei von den Farben, Geschmäckern und Texturen inspirieren zu lassen. Sich auf diese Art um ihre Lebensmittelauswahl zu kümmern – wobei sie ihren PFC nutzen musste – half ihr dabei, durchdachter zu essen und ihre chaotischen Ernährungsgewohnheiten in den Griff zu bekommen.

Das Gehirn clever einsetzen

Anders als die Muskulatur benötigt der präfrontale Cortex keine endlosen Wiederholungen und Intervalle, um zu wachsen. Dieses Hirnareal blüht durch die bewusste Nutzung auf, durch ausreichend guten Schlaf und positive Emotionen. Was wir mit Sicherheit wissen, ist, dass eine Verlangsamung, ein Herunterfahren unserer täglichen

Geschwindigkeit den PFC stärkt. Falls Sie jetzt denken, Sie müssten dazu einen Ashram besuchen, sage ich: Nein, das müssen Sie nicht. Wenn Sie sich wirklich Zeit nehmen (für Lebensmittelauswahl und Zubereitung) und jeweils ganz bewusst essen, fördert das die Fähigkeit zur Selbstkontrolle und hilft Ihnen, die Bremse rechtzeitig zu ziehen, bevor Sie an den Autopilot übergeben. Überall, wohin man heutzutage geht, hört man ständig irgendjemanden mit sanfter Stimme etwas über Achtsamkeit predigen. Sie habe kein Interesse am Mönchsdasein? Ich auch nicht. Die pure Forderung, man solle *bewusster* essen, löst normalerweise Augenrollen aus (zu Recht). Die Menschen *wissen*, dass sie sich mehr aufs Essen konzentrieren sollten, aber die meisten wissen eben nicht, wie sie das bewerkstelligen sollen. So begann ich also, hierfür Techniken zusammenzustellen.

Rufen Sie sich in Erinnerung, wie unglaublich gut sich das anfühlen kann, wenn all Ihre Sinne mit Liebesdingen beschäftigt sind, wenn Sie das Hier und Jetzt voll und ganz genießen und jedes kleine Detail genussvoll auskosten. So sollten Sie es auch mit dem Essen machen – okay, vielleicht nicht ganz genauso, aber Sie wissen, was ich meine.

Mit allen Sinnen bewusst genießen

Beim Essen geht es nicht nur um Geschmack, sondern auch um Anfassen, Riechen, Sehen und sogar Hören. Hier ein paar praktische Anleitungen dafür, sich auf die volle sensorische Wahrnehmung einzustimmen und ganz bewusste Entscheidungen zu treffen – ohne esoterisches Klimbim.

Wechseln Sie die Hand: Es kann sich am Anfang etwas unbeholfen anfühlen, doch mit der nicht dominanten Hand zu essen zwingt Sie dazu, sich währenddessen stärker auf das Essen selbst zu konzentrieren. Dieser Prozess bricht mit der Gewohnheit, ohne wirkliche Körperwahrnehmung zu essen, und gibt Ihnen eine bessere Kontrolle darüber, was Sie sich in den Mund schieben. Eine andere hilfreiche Taktik ist es, die Gabel nach jedem Bissen abzulegen. Das verschafft Ihnen eine Pause, in der Sie Ihrem Sättigungszustand nachfühlen können.

Essen Sie mit den Händen: Ohne Zweifel legen Sie Ihren Fokus mehr auf das Essen, wenn Sie das vermittelnde Besteck weglassen. Mit den Fingern zu essen gibt Ihnen die Gelegenheit, die physikalische und haptische Eigenschaft des Essens zu erkunden, bevor es Ihren Mund erreicht. (Eigentlich sollte das selbstverständlich sein, aber nur zur Sicherheit: Das sollte man möglichst nur mit festen Lebensmitteln und nur in ausgewählter Gesellschaft tun).

Auf das Anrichten kommt es an: Würden Sie Ihrem Angebeteten ein matschiges Essen in einer durchgeweichten Take-away-Box servieren? *Eben.* Ob Sie alleine oder in Gesellschaft essen: Sorgen Sie für ein gewisses Maß an Würde (benutzen Sie zum Beispiel einen Teller). Die Portionsgröße sehen und einschätzen zu können ist ein wesentlicher Teil der Bewusstmachung des Essprozesses. Die meisten von uns richten das Essen nett an, wenn sie es ihrem Partner, der Familie oder Freunden servieren, schaufeln selbst aber nur in aller Schnelle etwas über der Spüle in sich rein. Doch durch das Servieren auf dem Teller wird der Prozess realer und substanzieller und es schützt Sie davor, zu viel zu essen. Damit meine ich jetzt nicht, dass Sie alle Register der feinen Küche ziehen müssen, aber tun Sie sich selbst einen Gefallen und servieren Sie alles – was auch immer Sie essen – auf einem Teller.

Sorgen Sie für gute Beleuchtung: Stimmungsvolles Licht ist schön, aber es kann Sie von Ihrer Verbindung zu dem, was Sie essen, abkoppeln. Sorgen Sie dafür, dass Sie das, was sich auf Ihrem Teller befindet, auch sehen können. So halten Sie den Kontakt dazu, was und wie viel Sie essen. Ebenso sollten Sie es mit der Musik halten, wie hervorragend auch immer Ihre Anlage ist. Regulieren Sie die Lautstärke der Hintergrundmusik auf ein vernünftiges Maß, damit Sie sich nicht einer anderen Form der sensorischen Überreizung aussetzen, die Sie vom Genuss das Essens ablenkt oder Sie antreibt, schneller zu essen.

Werden Sie sinnlich: Bevor Sie zugreifen, nehmen Sie die Aromen auf. Nehmen Sie jeden Geschmack und jede Textur während des Essens wahr, und konzentrieren Sie sich darauf, wie sich das Essen in Ihrem Mund anfühlt und wie es sanft die Speiseröhre heruntergleitet. Neben dieser Sinnesschärfung durch den bewussten Genuss sollten Sie darauf achten, langsamer zu essen. Das gibt Ihrem Gehirn die Möglichkeit, Kontakt zu Ihrem Verdauungssystem aufzunehmen und die Anwesenheit von Nahrung zu registrieren. Und das hilft Ihnen dabei, ausreichend zu essen, sodass Sie angenehm gesättigt sind, aber nicht so viel, dass Sie sich überfüllt fühlen. Tatsächlich zeigt eine im Fachjournal »Appetite« im Jahr 2011 erschienene Studie, dass aufmerksames Genießen mit allen Sinnen einen großen Effekt hat: Die Probanden, die aufgefordert waren, Ihren Fokus auf den Wohlfühlaspekt einer Speise und Ihren Wunsch, mehr davon zu essen, zu legen, aßen automatisch weniger, als wenn sie an beliebige andere Speisen oder etwas gänzlich anderes dachten. Auch das längere Kauen kann in dieser Hinsicht hilfreich sein, indem es den Genuss des Essens erhöht. Außerdem verlängert es die Erinnerung an dieses Essen, was ebenso einen positiven Effekt hat, denn nach einem Gericht, das länger in Erinnerung bleibt und angenehm ist, ist die Gefahr reduziert, bei der nächsten Mahlzeit zu viel zu essen.

Stibitzen Sie kein Essen mehr: Haben Sie schon mal kleine Häppchen aus der Kuchenschachtel im Kühlschrank genascht und sich dabei eingeredet, das zähle nicht? Tatsache ist, dass sich solche Häppchen schnell zu einem schmalen Stückchen (oder mehr) aufaddieren. Es sei denn, Sie haben sich gescheut zuzugreifen, weil die Häppchen einzeln verpackt waren. Besser ist es, die Flucht nach vorne zu ergreifen und das, was Sie haben möchten, auf einem Teller zu servieren, sodass Sie den Verzehr damit legitimieren und voll und ganz genießen können. Dasselbe gilt für das Naschen direkt aus der Packung: Geben Sie Chips, Nüsse oder Schokolade auf einen Teller oder in ein Schälchen (vielleicht sogar ein Schnaps-Gläschen). Seien Sie Herr über die Nasch-Situation und genießen Sie sie in vollen Zügen. Auf diese Weise vermeiden Sie die gedankenlose Von-der-Hand-in-den-Mund-Völlerei direkt aus der Packung.

Schätzen Sie Ihren Hunger mithilfe von Gemüsesticks ein: In der Zeit meines Studiums habe ich mir den folgenden Trick angeeignet: Unter Stress und ohne eine klare Tagesstruktur snackte ich damals letztendlich den ganzen Tag über und verlor dabei den Kontakt zu meinen Hungerauslösereizen. Das führte dann dazu, dass mich das Abendessen unzufrieden zurückließ, weil ich schon den ganzen Tag mit Essen beschäftigt war. Doch dann fand ich eine einfache Möglichkeit heraus, mein Hungergefühl einschätzen zu lernen, und zwar mit ein paar Gemüsesticks (aus gewaschenen und geschnittenen rohen Möhren, Gurken und Paprika) und einem leckeren Dip, die ich auf Augenhöhe im Kühlschrank platzierte. Es geht folgendermaßen: Immer, wenn Sie nach einer Mahlzeit oder einem Snack noch nicht ganz zufrieden sind, öffnen Sie den Kühlschrank mit den Gemüsesticks. Möchten Sie diese dann nicht essen, dann sind Sie wahrscheinlich gar nicht wirklich hungrig. Aus meiner Praxis kenne ich viele Studenten, Mütter, Selbstständige, Schauspieler und andere Menschen, die keine klare Tagesstruktur haben und besonders dann zu Snacks greifen, wenn sie im Stress sind oder etwas aufschieben – auch sie haben festgestellt, dass der Gemüsestick-Trick hilft!

Lösen Sie sich von festgefahrenen Denkmustern: Als allererstes werfen Sie Ihre Schuldgefühle über Bord, was das Wegwerfen von Essen und das nicht Leeressen Ihres Tellers betrifft. Solche Bedenken helfen niemandem – außer den Resten natürlich. Ebenso sollten Sie es unterlassen, etwas zu essen, was Sie nicht mögen. Ich habe eine unheimlich forsche und offenherzige Freundin, die ein Date schnurstracks mittendrin abbricht, wenn es nicht gut läuft. Sie macht das sehr höflich, aber weil sie viel zu tun hat und ihr ihre Freizeit heilig ist, zieht sie auf freundliche und respektvolle Art die Notbremse, wenn die Wellenlänge nicht stimmt. (Falls Sie sich das fragen: Ihre Gegenüber respektieren und schätzen ihre Ehrlichkeit meistens.) Ich finde, man sollte es mit dem Essen ebenso halten. Wenn Sie etwas nicht mögen, dann lassen Sie es liegen. So, wie es keinen Anlass gibt, einen Abend mit einem langweiligen Date zu vertrödeln, so gibt es auch keinen Grund, ein fades Essen zu verdrücken.

Auf der richtigen Spur zum richtigen Essen

Wenn Sie damit beginnen wollen, mit all Ihren Sinnen zu essen, dann widmen Sie erst einmal Ihrem Körper etwas Aufmerksamkeit, *bevor* Sie sich etwas in den Mund schieben.

Schritt 1: Bewerten Sie Ihr Körpergefühl

Wie fühlen Sie sich gerade in diesem Moment? Entspannt? Gestresst? Abgelenkt? Schläfrig? Gelangweilt? Sind irgendwelche Stellen Ihres Körpers besonders verspannt? Als Nächstes schätzen Sie Ihren Hunger ein: Wie hungrig sind Sie auf einer Skala zwischen dem Völlegefühl nach dem Weihnachtsessen und dem Drang, alles in Sichtweite zu verschlingen? Ist der Hunger plötzlich da gewesen oder ist er eher langsam angeschlichen gekommen? Knurrt Ihr Magen? Läuft Ihnen das Wasser im Mund zusammen?

Schritt 2: Servieren Sie sich selbst eine Mahlzeit oder einen Snack

(Das setzt voraus, dass Sie wirklich Hunger haben.) Stellen Sie sich diese Fragen, bevor Sie Ihre Mahlzeit oder Ihren Snack essen:

- Wie riecht das Essen? Weckt es bei Ihnen irgendwelche Erinnerungen an ein schon einmal genossenes Gericht?
- Wie sieht Ihr Essen aus? Sind die Farben kräftig oder blass? Wie ist die Textur?
- Wenn es warmes Essen ist, sehen Sie den Dampf aufsteigen?
- Wie klingt es, wenn Sie die Gabel, den Löffel oder das Messer hineinsinken lassen oder Sie es in die Hand nehmen? Müssen Sie es vorher zerkleinern? Können Sie irgendetwas Genaueres bezüglich der Textur spüren? Fühlt es sich bei Berührung kalt oder warm an?

Schritt 3: Nehmen Sie den ersten Bissen in den Mund

Und prüfen Sie:

- Ist das Essen warm oder kalt, wenn es in den Mund kommt?
- Ist es leicht und luftig? Fest oder glatt?
- Ist es bitter oder süß? Pikant oder salzig?
- Wie gefällt Ihnen die Hauptgeschmacksrichtung? Ist es Ihrer Geschmacksknospen würdig? Wenn Sie den Geschmack nicht mögen und Sie es sich erlauben können aufzuhören, sind Sie dann so flexibel, eine andere Möglichkeit zu finden, die Ihnen mehr zusagt?
- Wenn es sich um ein Gericht handelt, das Sie noch nicht kannten, welche besonderen Aromen, Kräuter und Gewürze können Sie erkennen? Was sticht heraus?
- Wenn es sich um etwas handelt, das Sie schon kennen: Wie schmeckt es im Vergleich zum letzten Mal, als Sie es gegessen haben? Wenn Sie es in Zukunft zubereiten würden, gäbe es etwas, das Sie daran verändern würden? Würden Sie es würziger machen? Salziger? Weniger süß?

Schritt 4: Essen Sie weiter

Achten Sie darauf, wirklich jeden Bissen ganz bewusst zu schmecken. Wenn Sie nach Ihrem Gefühl etwa 25 Prozent gegessen haben, dann legen Sie das Besteck beiseite, machen Sie eine Pause und horchen Sie noch einmal in sich hinein:

- Prüfen Sie, ob Sie weitere subtile Aromen oder Geschmäcker herausschmecken.
- Denken Sie darüber nach, wie sich das Essen in Ihrem Mund anfühlt und wie es in Ihren Magen wandert.
- Apropos: Wie fühlt sich Ihr Magen jetzt an? Sind Sie jetzt weniger hungrig oder besser gesättigt? Beeinflusst das Trinken von Wasser Ihren Hunger?

Essen Sie weiter und stellen Sie sich dieselben Fragen jeweils noch einmal, wenn Sie etwa 50 Prozent und wenn Sie etwa 75 Prozent gegessen haben.

Schritt 5: Checken Sie Ihren Körper nach dem Essen

Fragen Sie sich:

- Bin ich gesättigt?
- Bin ich noch immer etwas hungrig?
- Habe ich zu viel gegessen?

Hier gibt es keine Verurteilungen! Es geht darum, dem Essen *währenddessen* und dem damit verbundenen Gefühl Aufmerksamkeit zu widmen, sodass Sie für die Zukunft präziserer Entscheidungen treffen können.

Mit diesen Übungen bringen Sie den präfrontalen Cortex ins Spiel, mit dem Ziel, alle Störfaktoren auszufiltern und damit wohlüberlegte Ess-Entscheidungen treffen zu können. Wenn Sie erst einmal mithilfe dieser Schritte begonnen haben, sich auf sich selbst zu konzentrieren und Ablenkungen auszuschalten, dann sind Sie gegen die Stolpersteine unserer modernen Welt gewappnet. Am wichtigsten dabei ist aber, dass diese Strategien von realistischen Bedingungen ausgehen. Mir ist klar, dass es Zeiten gibt, in denen Sie vor dem Laptop oder mit einer Horde anstrengender Kinder essen müssen. Klar, das ist das wahre Leben. Aber wenn Sie dabei mit dem, was Sie tun und wie Sie sich dabei fühlen, in Verbindung bleiben, navigieren Sie leichter und bequemer durch solche chaotischen Situationen. Die Übungen helfen Ihnen außerdem, innezuhalten und abzuwägen, was Sie wirklich essen möchten und was in der jeweiligen Situation realistisch ist.

Im nächsten Kapitel lernen Sie Strategien kennen, die es Ihnen leichter machen, diese Ziele zu erreichen, ohne den PFC zu überfordern. Das heißt nicht, dass es nicht auch Zeiten geben kann, in denen Sie es übertreiben und so viel essen, bis Sie bis obenhin voll sind. Doch je mehr Aufmerksamkeit Sie Ihren Körpersignalen schenken, desto leicht wird es Ihnen fallen, Entscheidungen sowohl zugunsten Ihrer langfristigen Ziele als auch Ihrer momentanen Wünsche zu fällen. Auf diese Weise sind Sie auf dem richtigen Weg zu einem guten Verhältnis zum Essen, wie es sich vermutlich jeder wünscht: gesünder und aufmerksamer, aber gleichzeitig genussvoll und leidenschaftlich zu essen.

5 Nehmen Sie den Druck weg

Kennen Sie diese Zeiten (ob früher einmal oder heute), in denen Sie zu Beginn des Abends einer Freundin Ihr Handy geben, weil Sie befürchten, im Verlauf des Abends Ihrem Ex eine Nachricht zu schreiben? Erstens besitzen Sie die Weitsicht und die Selbsteinschätzung, dass Sie später in einer für solche unbedachten Aktionen empfänglichen Stimmung sein könnten. Zweitens handeln Sie grundsätzlich in Ihrem eigenen Interesse, denn falls Sie wirklich in diesen schwachen Moment geraten sollten, fehlt Ihnen die Möglichkeit, gegen Ihre Vernunft zu handeln. Die Entscheidung wurde zu Ihren Gunsten gefällt – und noch besser: *von* Ihnen.

Auch bei Entscheidungen Ihre Ernährung betreffend können Sie Ihr Umfeld so weit verändern, dass Sie auf bestmögliche Weise handeln können. Das geht auf dieselbe Art (*wirklich* gut). Warum? Wie Sie sehr gut wissen, ist es nicht immer so leicht, den momentanen Ess-Gelüsten, Impulsen und Wünschen zugunsten der langfristigen Gesundheitsziele nicht nachzugeben. Man braucht wirklich eine Menge Konzentration dafür. Wie Sie schon im letzten Kapitel erfahren haben, ist es entscheidend, während des Essens die Willenskraft zu schärfen und den Körpersignalen zu lauschen, um das Essverhalten zu verbessern. Doch daran, *ausschließlich* der Willenskraft zu vertrauen, scheitern wir meistens, denn sie steht uns schlicht und einfach nicht immer zur Verfügung.

Forschungen lassen vermuten, dass wir immer dann, wenn wir willentlich die Kontrolle über unser Verhalten ausüben, aus derselben Quelle für Willenskraft schöpfen. Ob Sie jetzt langsamer essen möchten, wenn Sie an Ihre Sättigungsgrenze kommen (statt weiterzuessen), ob Sie versuchen möchten, rechtzeitig zur Arbeit zu kommen (wenn Sie noch im Halbschlaf sind), ob Sie sich bei Shopping-Touren zurückhalten wollen, das Augenrollen unterlassen wollen, wenn jemand Sie nervt – die Liste ist lang. Das Dumme ist: Wenn die Willenskraft erschöpft ist, sind wir viel anfälliger für impulsive Entscheidungen, die nicht mit unseren Zielen übereinstimmen.

Denken Sie nur an die aufreibenden Tage, an denen Sie nach Hause kommen, mit dem festen Vorsatz, eine frische gesunde Mahlzeit zu schnippeln (oder zu bestellen), um dann doch nur irgendein Fertiggericht aus dem Tiefkühlschrank zu ziehen. Oder die Tage, an denen Sie das morgendliche Bauchmuskeltraining auf den Nachmittag verschieben, es aber dann mit der Ausrede, von dem vollgepackten Tag völlig erledigt zu sein, ganz sausen lassen. Wir alle kennen das. Das sind Musterbeispiele für Willenskrafterschöpfung in Aktion, die dann eintritt, wenn das Maß an Selbstkontrolle völlig ausgereizt und nun nicht mehr beherrschbar ist. Ein Forscherteam um Kathleen Vohs fand im Jahr 2008 heraus, dass es nicht nur das Bemühen um Selbstkontrolle ist, welches die Willenskraft erschöpft, sondern auch die Pflicht, übermäßig viele Entscheidungen zu treffen. Daher stammt der Begriff »decision fatigue«, der ins Deutsche übersetzt »Entscheidungsmüdigkeit« bedeutet. Der Begriff erklärt, warum wir dazu tendieren, an solchen harmlosen Dingen wie Kartoffelchips zu scheitern, wenn wir eigentlich nur nachsehen wollten, was wir zum Abendessen zubereiten, warum wir in der sogenannten Quengelzone kurz vor der Supermarktkasse noch unnötige Dinge in den Einkaufswagen legen und warum wir Produkte mit Garantie wählen, die wir gar nicht brauchen. Weil wir (bewusst oder nicht) denken: *Genug mit den ewigen Entscheidungen*!

Unsere informationsüberladene Welt hält (schon wieder) ein paar harte Brocken für uns bereit. Denken Sie nur an die Mini-Entscheidungen, die Sie beim Blick auf Handy und Computer auf Seiten wie Facebook und Co. alle fünf Minuten treffen: Soll ich der alten Klassenkameradin zum Geburtstag gratulieren und wenn ja, auf welchem Weg? Soll ich das lustige Video schauen, über das alle reden? Soll ich die Schuhe kaufen, die mir auf allen möglichen Internetseiten angepriesen werden, weil sie mir gefallen könnten (weiß Google eigentlich alles über mich?)? Eigentlich ist unser Gehirn nur dafür gemacht, am Tag soundso viele Entscheidungen zu treffen und soundso viele Daten zu verarbeiten. Wenn wir mit zu treffenden Entscheidungen überflutet werden, dann ist es, als wollten wir Willenskraft aus einer unerschöpflichen Quelle gewinnen, und so enden wir gegen Ende des Tages in einem Zustand ohne jegliche Selbstkontrolle. Wenn Sie darüber nachdenken: Wie könnte es auch anders sein? Machen Sie sich folgende interessante Tatsache bewusst: Jede Person hat durch einfaches Fingertippen den ständigen Zugang zu ca. 300 Exabytes (das sind 300 000 000 000 000 000 000) an von Menschen generierten Informationen – so sagt es der Neurowissenschaftler Daniel Levitin, Autor des Buches »The Organized Mind«). Das sind wirklich viele Daten und x-beliebige Informationen zum Durchsehen. Als Folge davon ist unser Gehirn oft zu müde, um noch beschließen zu können, was wir essen sollten. Selbst für die rationalsten Gewinnertypen unter uns ist diese Kapazität limitiert und kann bei Überbeanspruchung erschöpft sein, so wie ein überbeanspruchter Muskel nach unzähligen Liegestützen. Doch anders als bei körperlicher Erschöpfung mit eindeutigen sichtbaren Signalen wie Muskelzittern oder Gelenkschmerzen ist die Willenskraftermüdung nicht so leicht zu erkennen. Also machen wir einfach weiter, fällen eine Entscheidung nach der anderen, versuchen dabei, die Selbstkontrolle zu wahren, und enden unter Umständen mit impulsiven Reaktionen oder verlieren sogar gänzlich die Kontrolle (»Mir egal – bestell einfach für mich mit!«).

Aber es ist nicht alles verloren. Es gibt Wege, die Willenskraft zu konservieren. Und das ist einfacher, als Sie jetzt vielleicht denken – ein Kraftakt ist nicht nötig. Tatsache ist: Je mehr Struktur Sie in Ihren Alltag bringen, desto weniger Selbstkontrolle ist nötig, um die Lücke zwischen Ihren guten Ernährungszielen und den effektiven täglichen Entscheidungen zu schließen. Diese Herangehensweise macht es deutlich leichter, das Gleichgewicht zu erlangen, und verringert die Anzahl der Entscheidungen, die Sie tagsüber mehrmals in Bezug auf Ihre Ernährung treffen müssen. Damit speichern Sie Ihre Willenskraft für solche Zeiten, in denen Sie sie *wirklich* brauchen (Scheitern der Beziehung, Job-Krise, heulende Kleinkinder). Damit es dann klappt, ist es klug, schon einige Vorkehrungen zu treffen: Legen Sie sich schon einen Plan dafür zurecht, wie Sie sich dann verhalten wollen, damit die Wahrscheinlichkeit, dass Sie im Eifer des Gefechts impulsiv handeln, möglichst gering wird. Menschen, die solche Vorkehrungen treffen, wissen, dass das funktioniert. Und Forscher haben kürzlich auch herausgefunden, *wie* das funktioniert. Erinnern Sie sich noch an den präfrontalen Cortex (PFC), das superrationale Gehirnareal, das für durchdachte, zukunftsorientierte Ernährungsentscheidungen sorgt? Eine im Fachmagazin »Neuron« veröffentlichte Studie zeigt, dass bei Menschen, die angesichts von potenziellen Versuchungen vernünftige Vorkehrungen getroffen hatten, eine stärkere Verbindung zwischen dem PFC und den Hirnarealen besteht, die in Entscheidungsprozesse eigebunden sind. Das macht impulsive Handlungen weniger wahrscheinlich.

Um Versuchungen einzudämmen, kann man solide Entscheidungen vorab festlegen, und zwar auf ganz unterschiedliche Art und Weise: Wenn Sie zum Beispiel zum Abendessen etwas bestellen wollen, dann tun Sie dies bereits vom Arbeitsplatz aus und nicht erst zu Hause. Je hungriger Sie beim Bestellen sind, desto impulsiver wird Ihre Essenswahl vermutlich ausfallen (aus demselben Grund sollten Sie auch nicht mit knurrendem Magen in den Supermarkt gehen). Durch das frühzeitige Bestellen gehen Sie präventiv vor und mindern das Risiko einer impulsiven Handlung, und wenn Ihre Bestellung dann noch mehr oder weniger gleichzeitig mit Ihnen an der Haustür eintrifft, haben Sie auch keine Zeit mehr, die Küche nach Essbarem zu durchstöbern. Und wenn Sie bereits bezahlt haben, dann werden Sie auch nicht so schnell zu weniger gesunden Dingen umschwenken. Ehrlich gesagt ist das wahrscheinlich auch der Grund, weshalb Freunde und Familienmitglieder, die Ernährungsratschläge von mir wollen, weniger motiviert sind, diesen zu folgen, als meine zahlenden Klienten. Es ist die gleiche Dynamik wie mit einem Personal Trainer oder einer Mitgliedschaft im Fitnessstudio. Wenn Sie dafür bezahlen, haben Sie einen weiteren Ansporn, Ihre Bemühungen umzusetzen.

Die Kraft der Voraussicht

Neben dem Fällen von Vorab-Entscheidungen können Sie Ihren PFC auch auf andere Weise stabil und funktionsfähig halten, vor allem durch das Voraus-Planen. Schließlich werden Sie Ihre Ziele umso besser erreichen, je geradliniger Sie sie verfolgen. Statt Ihre Selbstkontrolle immer weiter zu schwächen, indem Sie tagtäglich einen Kampf gegen sich selber führen (und gegen die natürliche Anziehungskraft verlockender und befriedigender Speisen), ist es viel stressfreier und effizienter, freiwerdende Energien in spezifische Strategien, Gewohnheiten und Rituale zu investieren, sodass gesundes Essen zum Kinderspiel wird.

Auswärts essen: Wenn Sie mit Freunden ausgehen und auf ein leckeres Essen hoffen, das mit Ihren gesundheitlichen Zielen in Einklang steht, dann sollten Sie bei der Wahl des Restaurants die Initiative ergreifen. Würden Sie beim Italiener das Gefühl haben, etwas zu vermissen, weil Sie beispielsweise die Pasta im ersten Gang überspringen? Falls ja, dann schlagen Sie ein anderes Restaurant vor. Was auch immer Sie dann auswählen, schauen Sie sich die Speisekarte vorab an, damit Sie schon wissen, was Sie bestellen können oder welche Sonderwünsche Sie anmelden möchten (zum Beispiel Röstgemüse oder Ofenkartoffel statt Pommes frites oder Essig und Öl gesondert statt massenweise Dressing auf dem Salat). Heutzutage werden Sonderwünsche von den meisten Köchen respektiert. Lassen Sie sich frühzeitig etwas einfallen. So haben Sie, selbst wenn Sie gestresst oder erschöpft sind, schon eine Strategie im Kopf, wenn es ans Bestellen geht. Überlegen Sie auch schon vorab, ob Sie sich den Brotkorb antun wollen, der in den meisten Restaurants sofort auf den Tisch gestellt wird. Wenn nicht, dann geben Sie dem Kellner frühzeitig Bescheid. Damit sind Sie auch einer Versuchung weniger ausgesetzt, der Sie widerstehen müssen!

Zu Hause essen: Zunächst einmal machen Sie reinen Tisch, checken Sie den Inhalt von Kühl- und Küchenschränken und werfen Sie alle Lebensmittel weg, die Sie nicht mehr essen wollen oder deren Verfallsdatum längst überschritten ist. Nun ist es Zeit, die Vorräte zu prüfen: Enthalten Ihre Brotaufstriche, Saucen und Salatdressings löffelweise zugesetzten Zucker? Falls ja, dann werfen Sie diese Produkte ebenfalls weg und ersetzen Sie sie durch solche ohne zugesetzten Zucker. Im nächsten Schritt schaffen Sie optimale Voraussetzungen für gesundes Kochen. Dafür füllen Sie Ihren Kühlschrank und Ihr Vorratsregal mit vollwertigen, natürlichen Lebensmitteln, die für viel bunte Abwechslung sorgen. Im Folgenden finden Sie ein paar Grundzutaten, die Sie auf Ihre Einkaufsliste setzen können. Vielleicht lassen Sie sich ein bisschen inspirieren.

Kühlschrank-Grundausstattung

Gemüse, Obst und Kräuter: Zucchini, Blumenkohl, Grünkohl, Romanasalatherzen, Rucola, Radicchio, Kohl, Sauerkraut, Pilze, grüne Bohnen, Zuckererbsen, Rosenkohl, Möhren, Avocados, Paprikaschoten, Gurken, Süßkartoffeln*, Knoblauch*, Zwiebeln*, Schalotten*, Frühlingszwiebeln, Lauch, Chilis, frischer Thymian, frischer Rosmarin, frischer Koriander, frisches Basilikum, verschiedene frische Beerensorten, Datteln**, Zitronen, Limetten

Milchersatz-Produkte: Ungesüßte Nussdrinks (Mandel, Cashew, Kokos etc.), ungesüßter Kokosjoghurt, Kokoskefir

Vorbereitete Lebensmittel: Bio-Grillhähnchen, Quinoa gekocht, Knochenbrühe, Hühner- und/oder Gemüsebrühe, hart gekochte Eier

Würzsaucen und Würzmittel: Tahini (Sesampaste), Fischsauce guter Qualität, Dijonsenf, Mayonnaise, milchfreies Pesto, scharfe Sauce (auf Chili-Basis, bspw. Sriracha-Sauce) oder (etwas exotischer) Kokos Aminos (Sauce aus fermentiertem Kokosblütensaft und Meersalz), Kimchi

Weizenmehl-Alternativen: Kokosmehl, Nussmehl (wie Mandel- oder Haselnussmehl), Tapiokamehl, ungesüßtes Nussmus (Mandel, Cashew, Sonnenblumenkerne)

Tiefkühl-Grundausstattung: eine Auswahl Blattgemüse (nur für den Fall), Beeren, Blumenkohlröschen, grüne Bohnen und andere Gemüse

* Technisch gesehen können diese auch in der Küche oder an einem dunklen kühlen Ort gelagert werden.

** Für optimale Frische sollten ganze Datteln im Kühlschrank gelagert werden.

Vorratsschrank-Grundausstattung

Öl und Essig: Natives Olivenöl extra, Kokosöl, Avocadoöl, Ghee, geröstetes Sesamöl, scharfes Sesamöl (wenn Sie es scharf mögen), Apfelessig, Weißweinessig, Balsamico, brauner Reisessig, Champagneressig

Konserven: Sardellen (in Öl), Lachs (in Öl), geröstete Tomaten (wunderbar für Suppen und Saucen), ungesüßte Tomatensauce, sonnengetrocknete Tomaten (in Öl), Tomatenmark, Artischockenherzen (in Öl), Oliven, gegarte schwarze Bohnen und Kichererbsen, Kokosmilch

Gewürze: Würzsalz guter Qualität, Knoblauchpulver, Zwiebelpulver, Paprikapulver, gerösteter Sesam, Zimt, geriebene Muskatnuss, gemahlene Gewürznelken, Chilipulver, gemahlener Kreuzkümmel, Curry, Sumach und Garam Masala (wenn Sie es orientalisch mögen)

Verschiedenes von nah und fern: Norialgenblätter, Süßkartoffelchips, Tarowurzelchips, Kelp-Nudeln, Matcha, schwarze Teeblätter, eine Auswahl roher und gerösteter Nüsse, Gojibeeren, dunkle Schokolade guter Qualität (ideal ist mindestens 80 % Kakaogehalt)

Back-Grundprodukte: Chia-Samen, ungesüßte Kokosraspel, Ahornsirup, Kokoszucker, ungesüßtes rohes Kakaopulver, glutenfreier Vanilleextrakt

Ganz besondere Zutaten: »Karam's Garlic Sauce« (Knoblauchsoße), »Majestic Garlic Spread« (Knoblauch-Aufstrich), »Trader Joe's Everything but the Bagel seasoning« (Würzmischung aus Sesam, Knoblauch, Zwiebeln und Meersalz), Furikake (japanische trockene Gewürzmischung), Flohsamenschalen, Getreide- bzw. glutenfreie Tortillas und Tortillachips (z. B. von »Siete Foods«). (Anmerkung: Manche dieser Zutaten bekommt man hierzulande nicht so einfach im normalen Supermarkt, aber die Suche in speziellen Bioläden oder Delikatess-Geschäften und das Bestellen im Internet sind es allemal wert; weitere Informationen finden Sie auch im Glossar am Ende des Buches.)

Küchenutensilien, die das Leben leichter machen: Spiralschneider, Küchenmaschine, Hochleistungsmixer, Zestenreißer, Milchschäumer

Zucker und seine vielen Decknamen

Menschen, die unter mehreren Namen in Erscheinung treten und urplötzlich uneingeladen an den verschiedensten Orten auftauchen, nennt man im Allgemeinen zwielichtig, richtig? Gut, genau das gilt für zugesetzten Zucker, denn der hat unzählige Decknamen und taucht oft in Produkten auf, in denen er doch eigentlich gar nichts zu suchen hat. Wir sind uns zwar bewusst, dass das Studieren von Etiketten der Lebensmittel, die wir kaufen, wichtig ist – doch das setzt voraus, dass diese auch einfach zu entziffern sind. Aber seien wir ehrlich: Lebensmittelverpackungen sind dazu gemacht, den Käufer zu ködern, nicht um die Aufmerksamkeit auf zugesetzten Zucker zu lenken. Aber wenn Sie gezielt danach suchen, dann können Sie sich den Durchblick verschaffen, den Sie brauchen, um diesen Zucker zu meiden. Zucker ist tatsächlich in der Zutatenliste oft getarnt – folgende Pseudonyme sind weit verbreitet: Rohrohrzucker, Fruchtzucker, Glukose-Fruktose-Sirup, Zuckerrohrsaft, Agavendicksaft, Fruchtsaftkonzentrat, brauner Zucker, Nektar, Melasse, Honig, Malzsirup, Malzextrakt, Gerstenmalz, Reissirup, Ahornsirup, Kokoszucker, Maissirup, Maltodextrin, Weizendextrin und alles, was auf die Silbe »-ose« endet (Saccharose, Dextrose, Sukrose, Maltose, Raffinose, Fruktose, Glukose). Wenn Sie in der Zutatenliste auf diese Begriffe stoßen, dann wurde dem Produkt Zucker zugesetzt. Er ist nicht natürlicherweise darin enthalten. Egal, um welche »Zucker-Sorte« es sich handelt: Es ist auf jeden Fall immer gut zu wissen, wo Zucker zugesetzt wird.

Bereiten Sie sich vor

Wenn Sie vorhaben, während der Woche abends etwas Leichtes zu kochen, dann nehmen Sie sich schon am Wochenende etwas Zeit, ein paar einfache Rezepte herauszusuchen, und besorgen Sie die nötigen Zutaten. Das Kochen zu Hause wird deutlich leichter, wenn Sie Ihre Energie in die einfache Zubereitung investieren – das geht zum Beispiel, indem Sie vorbereitete Zutaten zur Hand haben – wie beispielsweise spiralisierte Zucchini, gekauftes Bio-Grillhähnchen, hartgekochte Eier, vorgeschnittenes (Tiefkühl-)Gemüse und ein paar Dips. Auf diese Weise können Sie schnell verschiedene Gerichte fertigstellen und ihnen das Aroma verleihen, auf das Sie gerade Lust haben. (Mischen Sie zum Beispiel Zucchininudeln (Zoodles), milchfreies Pesto und Grillhähnchenfleisch oder Blumenkohlreis, Sesamöl und Gemüse getoppt mit Ei. Lassen Sie sich ganz einfach von den herrlichen Rezepten in diesem Buch inspirieren!)

Die Vorzüge davon erlebte auch eine meiner Klientinnen, Jenna, eine berufstätige Mutter, die nur wenig Zeit für das Planen und Zubereiten des Abendessens zur Verfügung hat. Jenna liebte es zu kochen, fühlte sich aber angesichts der Vielzahl von Rezepten, die sie sich im Smartphone gespeichert hatte, überfordert. Deshalb entschied sie sich nach der Arbeit dann doch oft für den Imbiss auf ihrem Nachhauseweg. Vorher hatte sie noch die Angewohnheit gehabt, den samstäglichen Bauernmarkt zu besuchen, verwendete das gekaufte Gemüse dann aber manchmal gar nicht. Doch weil sie sich wegen des Wegwerfens von Lebensmitteln schuldig fühlte, gab sie den Markt-Einkauf allmählich ganz auf. In der Folge hatte sie nie frisches Gemüse im Haus, um eine frische, vollwertige Mahlzeit zuzubereiten.

In Jennas Fall war die Lösung einfach: eine Struktur schaffen und sich selbst eine kräftige Dosis liebevoller Selbstannahme leisten. Um ihr den Druck zu nehmen, jede Woche neue Gerichte zu servieren, setzten wir uns zusammen und erstellten eine Liste ihrer Lieblingsgerichte, die wir zu einem rotierenden Speiseplan zusammensetzten. Die Idee war, dass sie einmal pro Woche die Möglichkeit hatte, ein neues Rezept auszuprobieren, wenn sie Lust darauf hat, es aber nicht tun musste, um ein Erfolgserlebnis zu verspüren. Auf diese Weise wusste sie schon immer im Voraus, was sie kochen würde, und bestellte die Zutaten gleich vom Büro aus per Lieferservice nach Hause. Die zweite Aufgabe für Jenna war dann, ihre Schuldgefühle loszuwerden, wenn sie womöglich gezwungen wäre, Lebensmittel wegzuwerfen. Wir sind sicher alle der Ansicht, dass man unbedingt vermeiden muss, Lebensmittel zu verschwenden, aber manchmal geht es eben nicht anders. In Jennas Fall sorgte dieses schlechte Gewissen dafür, dass sie erst gar kein frisches Gemüse mehr auf Vorrat kaufte. Indem sie dieses schlechte Gewissen überwand, konnte sie sich es wieder leisten, frische Zutaten zu kaufen, um sie jederzeit schnell verfügbar zu haben.

Um die gesunden Zutaten griffbereit zu haben und das Kochen möglichst effizient zu gestalten, überlegen Sie sich, wie Sie die Küche organisieren können. Denken Sie auch darüber nach, wie Sie das unbewusste Nebenher-Knabbern während des Kochens unterbinden können. Verstauen Sie zum Beispiel den verlockenden (süßen oder salzigen) Knabberkram ganz hinten im Schrank und in fest verschließbaren, undurchsichtigen Behältern. Stattdessen platzieren Sie die gesunden Snacks (wie Gemüsesticks und Röstgemüse) auf Augenhöhe im Kühlschrank. Erinnern Sie sich an den Gemüsestick-Trick (S. 74)? Er funktioniert wirklich gut, aber nur, wenn das Gemüse schon gewaschen und kleingeschnitten ist.

Einfach ausgedrückt: Wenn Sie Hunger auf einen Snack haben, dann wollen Sie jeden noch so kleinen Aufwand vermeiden (wie Waschen und Schneiden). In solchen Momenten ist es viel einfacher, schnell etwas ohne Vorarbeit aus Kühlschrank, Gefriertruhe oder Küchenregal zu holen. Gewöhnen Sie sich daher an, stets Gemüsesticks (oder Obststücke) verfügbar zu haben. Sobald Sie vom Einkaufen nach Hause kommen, waschen und schneiden Sie das Gemüse und legen es dann gut sichtbar in den Kühlschrank. Mit der Zeit werden Sie feststellen, dass dieser Vorgang immer weniger aufwendig wird. Irgendwann freuen Sie sich schon auf Ihr Ritual.

Essplatz = heiliger Platz

Als Studentin hatte ich ausgeprägte Schlafprobleme, besonders das Einschlafen fiel mir meistens sehr schwer. Der beste Rat, den ich beim Erlernen gesunder Schlafhygiene bekam, war der, problematische Unterhaltungen im Bett zu vermeiden. Dieses Prinzip gilt genauso für den Esstisch: Wenn Sie sich eine gesunde Ernährungsweise angewöhnen wollen, dann meiden Sie stresserzeugende Gespräche beim Essen (egal, ob es um Ihren Job, die Kinder, Ihr Sexleben oder die finanzielle Situation geht). Versuchen Sie, sich vor dem Essen zu entspannen, und dann genießen Sie Ihre Mahlzeit. Außerdem: Wenn Sie Ihren Esstisch ebenso als Schreibtisch benutzen und die Tischplatte unter Laptop, Briefen und Co. schon gar nicht mehr zu sehen ist, dann sollten Sie über ein Umräumen bzw. Umarrangieren nachdenken. Unordnung kann nämlich befördern, dass Sie zu viel essen. Im Fachmagazin »Environment and Behaviour«erschien im Jahr 2016 eine Studie zu diesem Thema. Die Forscher stellten fest, dass Frauen in einer chaotischen Küche – mit Zeitungen auf dem Tisch und schmutzigem Geschirr, Töpfen und Pfannen im Spülbecken – *doppelt* so viele Kekse aßen wie in einer ordentlichen Küche. Es ist, als würden sie das Küchenchaos verinnerlichen.

Bei der Arbeit

In der Mittagspause immer wieder improvisieren zu müssen, macht es besonders schwer, die gesundheitlichen Ziele zu verfolgen. Folgende Szene bekomme ich immer wieder geschildert: Man möchte sich in der Mittagspause ausgewogener ernähren, denkt aber nicht daran, *woher* man etwas Gesundes und gleichzeitig Leckeres bekommt. Das Ergebnis ist, dass man irgendwo landet, wo die Bedingungen nicht die besten sind und man dazu gezwungen ist, etwas zu essen, das einen nicht zufrieden macht. Die schlimmste Folge davon ist dann, gesundes Essen mit dem Gefühl der Frustration oder Enttäuschung zu verbinden. Wenn Sie sich bei der Arbeit wirklich gesünder ernähren wollen, dann überlegen Sie sich gut, woher Sie Ihre Mahlzeit beziehen. Gibt es in der Nähe eine Gelegenheit mit einem Angebot, das Sie wirklich mögen? Oder bringen Sie sich Reste von zu Hause mit? Gibt es bei der Arbeit einen Kühlschrank, in dem Sie ein paar Basics wie Gemüse und Dips deponieren können?

Unterwegs

Bewahren Sie gesunde Snacks überall dort auf, wo Sie sich aufhalten – zahlreiche Lebensmittel eignen sich prima zum Aufbewahren im Auto, in der Handtasche und in der Schreibtischschublade. Hier ein paar Ideen: Studentenfutter, geröstete Nüsse, getrocknete Wasabi- oder Kichererbsen, Trockenobst (z.B. Bananenchips), Kokosflocken, Grünkohlchips oder Schokoladenstückchen ohne raffinierten Zucker. Eine gesunde und leckere Kleinigkeit zum Selbstmachen sind Schoko-Orangen-Energiebällchen (S. 156). Dieser Trick, solche kleinen Häppchen bereitliegen zu haben, ist besonders an solchen Tagen hilfreich, an denen Sie vor lauter Terminen nicht zum ruhigen, regelmäßigen Essen kommen. Ich meine damit nicht, dass Sie es sich zur Gewohnheit machen sollen, Studentenfutter und Co. als Mittagessen zu knabbern. Doch manchmal hat man eben keine Zeit, vor dem späten Nachmittag etwas zu essen, und um diese Situationen zu überstehen, sind solche gesunden Knabbereien einfach praktisch.

Strategien für schnelle gesunde Mahlzeiten

Ich arbeite mit den verschiedensten schwer beschäftigten Menschen zusammen. In einem Paralleluniversum, das frei von irgendwelchen Pflichten ist, würden es viele dieser Menschen sehr schätzen, regelmäßig aufwendige Mahlzeiten zubereiten zu können. Doch leider ist das nicht das wahre Leben. Nachdem ich zig verschiedene Variationen ihrer auf das Kochen bezogenen Fragestellungen immer wieder gehört habe, überlegte ich mir ein paar Strategien dafür, ein Mittagessen mit minimalem Aufwand zu gestalten, damit es sich nach »selbstgemacht« anfühlt.

Vorbereitete Lebensmittel aufpeppen

Ich bin ein Fan davon, qualitativ hochwertige (oft schon zubereitete, verzehrfertige) Lebensmittel aufzupeppen – manchmal nur ein bisschen, manchmal etwas übertrieben. So kann man Standardprodukte schnell zu etwas ganz Besonderem machen. Ich meine damit sowas wie fertige Bio-Grillhähnchen, gekochte Quinoa und Blumenkohlreis, den man entweder rasch mit Schalotten, Zwiebeln und Knoblauch dünstet, in Pfannengerichten und Suppen verwendet oder für zusammengestellte Mahlzeiten wie Eintöpfe, Bowls und Salate nutzt. Noch besser: Etwas Rosmarin und Thymian, knusprig gerösteten Salbei, milchfreies Pesto, Tahini oder Curry darübergeben und fertig. Sie haben es selbst gemacht.

In Restaurants vorbestellen

Von Vorkochen hat sicher jeder schon gehört – aber Vorbestellen? Wenn Sie zum Mittagessen ausgehen oder eine Bestellung aufgeben, schauen Sie auf der Speisekarte, ob Sie etwas finden, das sich zum Mitnehmen eignet. Neben dem doppelten Bestellen, um für den nächsten Tag aus den Resten ein Mittagessen zaubern zu können, suchen Sie auch nach wiederverwendbaren Beilagen. Wenn zum Beispiel eine einfache gebackene Süßkartoffel auf der Karte steht und ich eine arbeitsreiche Woche vor mir habe, bestelle ich oft ein paar, die ich dann die Woche über verwenden kann – gewürfelt in Salaten oder Bowls, gemixt in Suppen, Smoothies, Dips und Chia-Samen-Pudding. Ist beim Restaurantbesuch Röstgemüse übrig geblieben? Nehmen Sie es mit für Pfannengerichte und Eintöpfe, die Sie zu Hause zubereiten.

Vielseitig verwendbare Zutaten schaffen

Wenn Sie sich die Zeit zum Kochen nehmen, tun Sie sich selbst den Gefallen, den Fokus auf solche Zutaten zu legen, die echte Multitasking-Qualitäten besitzen. Nehmen wir zum Beispiel Lachs. Den kann man fast überall dazugeben, von frittiertem Blumenkohlreis über Lachs-Tacos, Salate und Kohl-Wraps bis hin zu Omeletts. Das gilt auch für gesunde Saucen und Dips wie Pesto, Kurkuma-Tahini und Grüne-Göttin-Dressing, die einfach zu jedem Gericht passen (so wie das kleine Schwarze zu jedem Anlass). Wenn Sie zum Beispiel Pesto selber machen, können Sie damit Rühreier zu etwas Besonderem aufwerten, es auf Kelp-Nudeln geben oder auf Tomaten- und Avocadoscheiben träufeln. In Kapitel 7 werden Sie sehen, wie man bestimmte Lebensmittel als Grundzutaten auswählt, um sie beliebig miteinander zu mischen, zusammenzustellen und überall und immer zum Einsatz zu bringen.

Essensrituale aufmöbeln

Wir alle haben unsere Nasch-Vorlieben und Ess-Marotten, die (ob bewusst oder unbewusst) Teil unseres täglichen Lebens sind. Das Problem ist, dass gewisse eng mit dem Naschen und Knabbern verbundene Situationen – wie der Mädelsabend oder der Kinobesuch – gleichsam auslösen, dass wir zu viel essen (wie bei Pawlow und seinen Hunden). Wenn also zu Ihrem monatlichen Mädelsabend Nachos und Margaritas untrennbar dazugehören, dann neigen Sie bestimmt dazu, die Hand völlig gedankenlos zum Mund zu führen. Doch Sie können bessere Voraussetzungen schaffen. Keine Sorge, Sie sollen Ihre Nachos nicht durch Möhrensticks ersetzen – aber Sie können Sie mit gesunden, aromatischen Dingen ergänzen. Zuerst müssen Sie die wiederkehrenden Situationen ausfindig machen, in denen Sie quasi reflexartig essen, dann polieren Sie Ihre Snackgewohnheiten auf. Ein paar Beispiele …

Am Mädelsabend:

Statt das abendliche Snackangebot alleine auf stärkereichen Zutaten basieren zu lassen, ergänzen Sie die Snacks hin und wieder mit frisch geschnittenem Gemüse und Guacamole, selbstgemachten Grünkohl- oder Rote-Bete-Chips, Blumenkohlpopcorn oder Süßkartoffelpommes mit Tahini.

Im Kino:

Ich würde niemals Apfelschnitze oder Selleriesticks empfehlen, wenn Sie eigentlich nach Süßem wie Popcorn oder Gummibärchen lechzen – aber Sie können sich für die gesündere Variante entscheiden, wie dunkle Schokolade und Haselnüsse. Auf diese Weise können Sie naschen, ohne zugesetzten Zucker und all die anderen überflüssigen Zutaten aufzunehmen.

Beim Kochen:

Tendieren Sie dazu, so ausgehungert zu sein, dass Sie während des Kochens immer wieder snacken oder schon den Kindern bei deren zeitiger Abendmahlzeit etwas vom Teller stibitzen – und damit schon fast eine kleine Mahlzeit vor Ihrer eigentlichen Mahlzeit verdrücken? Also, so geht es besser: Knabbern Sie rohes Gemüse, während Sie kochen oder Ihren Kindern Gesellschaft leisten, und sehen Sie dies als kleine Vorspeise an.

Beim abendlichen Internet-Surfen:

Fragen Sie sich als Erstes, ob Sie hungrig sind. Wenn ja, dann entscheiden Sie sich für einen leckeren und vor allem zuckerarmen Snack (wie heißen Kokosmilch-Kakao oder eine Handvoll gerösteter Cashewkerne). Wenn Sie nicht hungrig, aber dennoch auf den oralen Reiz fixiert sind, dann tun Sie sich mit einer Tasse heißer Nussmilch mit Zimt oder mit koffeinfreiem Tee etwas Gutes.

Geheimtipp

Gehören Sie zu den Late-Night-Snackern? Dann kann Sie das abendliche Zähneputzen und Reinigen mit Zahnseide direkt danach vom weiteren Zugreifen abhalten. Denn die Vorstellung, die ganze Putzprozedur anschließend noch einmal durchführen zu müssen, ist nervig genug, um Sie am weiteren Futtern von Dingen zu hindern, die es noch nicht einmal wert sind.

Bei der Arbeit mit meinen Klienten nimmt das Thema Struktur und Planung immer einen zentralen Stellenwert ein, denn mit guten Organisationsprinzipien reduziert sich die ständige Inanspruchnahme von Willenskraft und Entscheidungsfindung. So werden gesunde Verhaltensweisen gefördert. Besser noch: Wenn wir strukturierter sind (zum Beispiel durch vorgegebene Rezepte und eine gut ausgestattete Küche), verhilft uns das zu mehr Flexibilität, weil wir nicht Mahlzeit für Mahlzeit das Rad neu erfinden müssen. Statt jeden Abend die Willenskraft komplett auszuschöpfen, um zu entscheiden, ob Sie etwas Gesundes essen (oder nicht), investieren Sie Ihre Zeit und Energie besser darin, die Zutaten für gesunde und leckere Mahlzeiten vorrätig zu halten, sodass Sie für die nächsten Tage gut ausgerüstet sind. Wie bei allen Dingen wird eine Verhaltensweise mehr und mehr automatisiert, je öfter Sie sie durchführen. Wenn Sie also einige Ihrer (positiven, gesunden) Ernährungsentscheidungen automatisieren, ist insgesamt dazu weniger Mühe erforderlich. *Und warum das Leben nicht leichter machen?*

Genauso, wie es unrealistisch ist, von einer Liebesbeziehung 365 Tage im Jahr Harmonie, Romantik und Leidenschaft in Perfektion zu erwarten, so ist es auch unfair, von sich selbst Mahlzeit für Mahlzeit, Tag für Tag lupenreine durchdachte Ernährungsentscheidungen zu erwarten. Wie die Muskulatur auch kann die Willenskraft bei Überstrapazierung ermüden, aber sie kann ebenso bewahrt und gestärkt werden. In unserem Fall geht das, indem wir Versuchungen aus dem Weg gehen und frühzeitig den Weg für gesunde Entscheidungen ebnen. Wenn Sie die in diesem Kapitel vorgestellten Schritte zur Reduzierung des Drucks gehen, bringen Sie sich selbst in die beste Ausgangsposition, um zu Ihren Vorsätzen zu stehen und eine harmonischere Beziehung zu Ihrer Ernährung zu entwickeln. *Wer will das nicht?* Und wenn Sie erst einmal die Hormone für sich arbeiten lassen, wie Sie es im nächsten Kapitel kennenlernen werden, wird dieses Wohlfühlziel noch leichter zu erreichen sein.

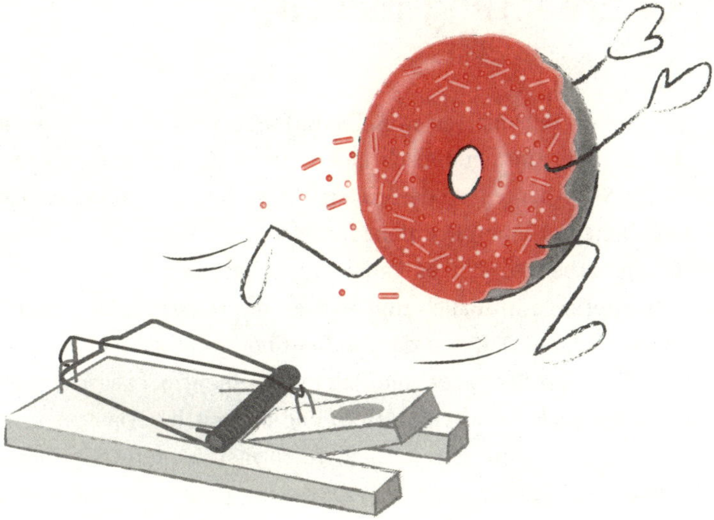

Teil 2
Ihre Essensrevolution

6 Von Hormonen und Ernährungsplänen

Ein großer Teil unserer Grundbedürfnisse wird von Hormonen gesteuert – ob uns jetzt nach einem Stück Kuchen, einem Espresso, einem Sex-Abenteuer oder einem Nickerchen ist. In Sachen Liebesbeziehungen können Hormone für *oder* gegen uns arbeiten. Wenn sie für uns arbeiten, gibt es kaum etwas Besseres – dann haben wir Schmetterlinge im Bauch und können die Hände einfach nicht vom anderen lassen. Dafür ist das Bindungshormon Oxytocin verantwortlich: Es fördert Vertrauen und Halt in Beziehungen – zwischen Liebenden, aber auch zwischen Müttern und ihren Babys. Umarmen, knuddeln, küssen, schmusen und andere Formen körperlicher Zuneigung können die Ausschüttung von Oxytocin stimulieren und dieses (in guten Zeiten) unglaublich wunderbare Gefühl der Glückseligkeit auslösen.

Wenn Sie andererseits schon einmal wegen einer relativ harmlosen Sache Ihrem Partner gegenüber aufbrausend reagiert haben – weil Sie vielleicht übermüdet, überarbeitet oder unterzuckert waren –, dann wissen Sie, dass uns die Hormone auch auf *nicht gerade ideale* Weise reagieren lassen können. Denn immer, wenn es nicht optimal läuft, kann Oxytocin auch Gefühle wie Eifersucht, Neid und Wut auslösen. Hochkochende negative Emotionen gehen mit ziemlicher Sicherheit mit einer Erhöhung des Cortisolspiegels einher. In bestimmten Situationen – zum Beispiel, wenn wir unseren Liebsten bei einem Chat-Flirt mit einer anderen erwischen oder wenn wir aufgrund von Schlafmangel, Stress oder Geldsorgen ohnehin schon dünnhäutig sind – wird alle Rationalität von feuriger Leidenschaft in den Hintergrund gedrängt und wir tendieren dazu, Dinge zu tun oder zu sagen, wie wir gar nicht so meinen. Wie Sie sicher schon vermuten oder aus eigener Erfahrung wissen, bringen uns solche Hormon-dominierten Situationen oft dazu, auch noch etwas zu essen, was wir eigentlich gar nicht essen wollen.

Die Hormone für Regulation von Hunger, Sättigung und Körpergewicht

Etwas Hintergrundwissen: Hormone sind chemische Botenstoffe, die alles steuern – vom Energieniveau, dem Appetit, der Fettspeicherung und dem Stoffwechsel bis zu unserem Stresslevel und dem Sexualtrieb. Im Gehirn, in den Fettzellen und in anderen Organen besitzen wir Sensoren, die die Hormon-Blutspiegel (also die genauen Mengen der Hormone im Körper) eng überwachen. Diese internen Kontrollmechanismen sind nahezu perfekt darin, Ungleichgewichte im Körper aufzuspüren – zum Beispiel, wenn zu viel Zucker im Blut vorhanden ist, nachdem man eine Tüte Gummibärchen verputzt hat. In solchen Fällen lösen spezielle Sensoren einen Befehl an die Bauchspeicheldrüse (Pankreas) aus, das Hormon Insulin freizusetzen, um den Zucker aus den Blutgefäßen heraus und an geeignetere Orte zu schleusen, wo er weiterverarbeitet wird. Dieses System aus Prüfen und Ins-Gleichgewicht-Bringen ist permanent, ununterbrochen im Einsatz, denn der Körper ist stets um ein harmonisches Gleichgewicht bemüht, weil er nur so optimal arbeiten kann. In diesem ausgewogenen Zustand sind unsere Hormone verlässliche Messinstrumente, die uns anzeigen, dass unser Energievorrat sich leert und wir essen müssen, aber auch, wann wir genug haben. Doch ist das System aus dem Gleichgewicht geraten, beginnt der Mechanismus zu stottern. Und wenn unsere Hormone nicht mehr so richtig mitspielen, dann wachsen die Fettpölsterchen, wir fühlen uns gestresst, unser Stoffwechsel verlangsamt sich, wir werden zuckergierig und registrieren unser Sättigungssignal nicht mehr. Ich will es nicht dramatisieren, aber es ist so, als geriete unser Organismus etwas außer Kontrolle. Ich verspreche Ihnen, dass es eine Lösung gibt, aber zuvor werfen wir noch einen näheren Blick auf die wichtigsten Hormone für die Regulation von Hunger, Sättigung und Körpergewicht.

Insulin

Was die Regulation des Körpergewichts betrifft, ist Insulin einer der Hauptakteure, denn Insulin bestimmt, ob unsere Nahrung als sofortige schnelle Energiequelle genutzt oder aber langfristig als Körperfett gespeichert werden soll. Stellen Sie sich das Insulin als einen perfekt organisierten und effizienten Ordnungsfanatiker vor, dessen Aufgabe es ist, den Blutzucker stabil zu halten. Um das Gummibärchen-Beispiel noch einmal aufzugreifen: Wenn Sie gelegentlich Süßkram naschen, reagiert Insulin auf die Zuckerzufuhr und lagert den Zucker ein – vergleichbar mit einer Jacke, die man im Moment nicht braucht, die aber im Schrank in greifbarer Nähe für den Bedarfsfall erreichbar sein sollte. Der im Körper – genauer gesagt in Leber und Muskulatur – eingelagerte, gespeicherte Zucker wird Glykogen genannt. Glykogen kann einfach in Brennstoff umgewandelt werden, wenn wir Energie brauchen. Bei einer ausgewogenen, angemessenen Ernährung und ausgeglichenem Hormonspiegel speichert Insulin einen Teil des Zuckers in der Leber und einen Teil in der Muskulatur. Wenig bis gar kein Zucker wird in Fett umgewandelt und im Fettgewebe (klassischerweise Bauch, Beine, Po) eingelagert.

Der verfügbare Platz zum Verstauen des Zuckers (als Glykogen in Leber und Muskeln) ist begrenzt. Wenn wir ständig zu viel Zucker und zu viele Kohlenhydrate essen (zum Beispiel jeden Tag übermäßig viele Gummibärchen), so ist Insulin im Dauereinsatz. Insulin zeigt sich dann als ziemlich effizientes Fettspeicherungshormon. An dieser Stelle möchte ich einen kleinen Vergleich anstellen: Stellen Sie sich vor, Sie lebten in einer Einzimmerwohnung und kauften sich jeden Tag zehn Paar neue Schuhe. Selbst, wenn Sie täglich ein paar davon verschenkten, würde Ihnen zu Hause allmählich der Platz zum Aufbewahren an leicht zugänglichen Stellen ausgehen. Die Schuhe würden sich überall anhäufen und Sie müssten die Notbremse ziehen und beginnen, sie an einem geräumigeren, langfristig nutzbaren Ort zu lagern (wie z.B. dem gruseligen Keller des Hauses). In unserem Körper befindet sich dieser Langzeit-Lagerraum in den Fettzellen, die besonders dehnbar sind, um den Glukoseüberschuss aufzufangen. Leider ist es sehr viel schwieriger, unsere Fettzellen dazu zu bewegen, wieder zu schrumpfen und den Überschuss abzugeben. Jeder, der mal mit einem externen Lagerraum *oder* mit ausufernder Fettspeicherung zu tun hatte, weiß, wie real dieser Kampf ist. Neben dem Anhäufen von Fettansammlungen stimuliert das allgegenwärtige Insulin auch noch andere Hormone dazu, auf weniger gute Weise zu reagieren. Zum Beispiel Cortisol.

Cortisol

Cortisol ist eines der unzähligen Hormone, das unser Körper immer dann in den Blutkreislauf ausschüttet, wenn er sich einer Gefahr ausgesetzt sieht. Aber wie schon erwähnt, sind unsere hormonellen Sensoren extrem aufmerksam. So wird nicht nur bei wirklichem extremen Stress und Gefahr Cortisol ausgeschüttet, sondern schon bei Kleinigkeiten Cortisol-Alarm ausgerufen, z. B. bei intensivem sportlichen Training, übermäßig großen Mahlzeiten oder Lebensmittel-Unverträglichkeiten (also all dem, was der Körper als gefährlich bewertet). Solange der Insulinspiegel nicht hoch ist, ist die Anwesenheit von Cortisol kein großes Problem. Wir brauchen sogar ein gewisses Cortisol-Level, allein schon, um morgens aus dem Bett zu kommen. Doch wenn erhöhte Cortisolwerte mit erhöhten Insulinwerten zusammentreffen, dann bündeln zwei die Fettspeicherung fördernde Hormone ihre Kräfte. Wir gieren dann nicht nur nach Zucker, sondern das Cortisol kurbelt auch noch das Insulin an und macht es bei der Fettspeicherung noch effizienter. Indem es das tut, kooperiert es auch noch mit den Hormonen, die unseren Appetit kontrollieren (namentlich Leptin und Ghrelin), was uns ein ständiges Hungergefühl beschert.

Leptin

Immer, wenn wir essen, wird das Hormon Leptin von den Fettzellen freigesetzt und gibt dem Hirn ein Signal, dass wir genug haben. Es ist ein internes Messinstrument, das uns davor bewahrt, zu viel zu essen – *wirklich erstaunlich.* Leider können große Mengen an Insulin und Cortisol dieses Signal so weit dämpfen, dass es nicht mehr im Gehirn ankommt und wir einfach weiteressen. *Kennen Sie das?* Dasselbe passiert, wenn wir nicht ausreichend schlafen. Die Leptinlevel erholen sich während eines (erholsamen) Schlafs. Wer sich aber zu wenig Schlaf gönnt, wird deshalb oft von Heißhunger und Gewichtszunahme heimgesucht. Stellen Sie sich die beiden Hormone als ein System der Gewaltenteilung vor: Das eine kümmert sich um den Appetit, das andere um die Sättigung. Wir brauchen sie beide für eine effiziente, natürliche und harmonische Regulation – es liegt an uns, in unserem Körper ein Umfeld zu schaffen, das dieses System richtig regelt. Damit wird es für uns einfacher, unsere Hunger- und Sättigungssignale zu erkennen – das Verhältnis zwischen dem Essen und unserem Körper ist nicht mehr so kompliziert.

Um es ganz deutlich zu machen, betrachten wir die Sache aus einer anderen Perspektive: Sagen wir mal, Sie wollen sich eine Menge Körperfett zulegen (schon klar, das ist eine völlig unrealistische Annahme, aber lassen Sie uns das trotzdem durchspielen). Am erfolgreichsten sind Sie, wenn Sie Ihren Insulinspiegel den ganzen Tag über möglichst hoch halten, was Ihre Leptin- und Grehlinlevel aus dem Gleichgewicht bringen wird. Eine einfache Methode ist es, ständig ganz viele zuckerreiche oder kohlenhydrathaltige Lebensmittel zu essen – Weißmehl-Getreideprodukte wie Nudeln aus Weißmehl oder Weißbrot, weißen Reis, viel Obst, zuckerhaltige Getränke und auch (frisch gepresste) Obstsäfte. Wenn wir diese Lebensmittel (mit schnell verwertbaren Kohlenhydraten) essen, schießen die Blutzuckerwerte in die Höhe. Das Insulin, das die Aufgabe hat, zu viel Zucker aus dem Blutkreislauf zu entfernen, speichert diese Überschüsse so effizient wie möglich, meist in Form von Körperfett. *Doch das ist hier ja nicht das Ziel!* Deshalb sollten Sie alles daransetzen, diese Situation erst gar nicht entstehen zu lassen und stattdessen die Hormone im Zaum zu halten.

Wie Sie schon erfahren haben, sind all diese Hormone ziemlich gut miteinander vernetzt. Sobald das Gleichgewicht nicht stimmt, wird das ganze System aus der Bahn geworfen, der Stoffwechsel gerät ins Stocken und die Wahrscheinlichkeit, dass wir uns ein paar Kilo auf die Hüften packen, erhöht sich. Doch das Gute ist, dass auch das Gegenteil zutrifft: Wenn Sie Ihre Insulinlevel runterfahren, normalisieren sich auch die Spiegel der Hormone, die den Stoffwechsel regulieren, und Ihr Appetit wird sich ebenfalls normalisieren. *Ist das nicht großartig?*

Die Frage ist also: Wie schaffen Sie den Neustart für das Insulin? Die Antwort lautet: Machen Sie sich mit Kohlenhydraten vertraut. Wählen Sie Ihre Kohlenhydrate mit Bedacht aus, legen Sie Wert auf gute Qualität, auf Quellen mit langsam abbaubaren Kohlenhydraten (solche, die eine allmähliche, stetige Insulinabgabe fördern, im Gegensatz zu denen, die einen raschen Anstieg verursachen), achten Sie auf die Portionsgrößen, reduzieren Sie generell die Mengen der Kohlenhydrate in Ihrer Ernährung. Kombinieren Sie diese Kohlenhydrate außerdem mit gesunden Fetten, Ballaststoffen und hochwertigen Proteinen, die den Insulinaussstoß abpuffern. Fazit: Wenn Sie Ihre Blutzuckerwerte dauerhaft in Schuss halten, dann verbessern Sie damit auch Ihre Insulin-, Leptin- und Ghrelinspiegel – und Ihr Körper wird damit beginnen, für und nicht gegen Sie zu arbeiten.

Der Ernährungstherapieplan im Detail

Der folgende Ernährungstherapieplan ist darauf angelegt, Ihre Hormone für Sie arbeiten und damit Ihre Gesundheitspläne Wirklichkeit werden zu lassen.

Der Plan hilft Ihnen dabei

- Hungerattacken in den Griff zu bekommen,
- nicht ständig hungrig zu sein,
- Gewicht zu verlieren oder Ihr Wohlfühl-Gewicht zu erlangen,
- Entzündungen im Körper einzudämmen und
- Ihren bestmöglichen Gesundheitszustand zu erreichen.

Es handelt sich um eine modifizierte Paleo-Ernährung, die in Richtung aller Ernährungsweisen mit Ausnahme der veganen abgewandelt werden kann.

Der Plan besteht aus zwei Phasen

Phase 1 ist dazu konzipiert, Ihre Hormonlevel wieder in den Normalzustand zu versetzen. In Phase 2 wird dieser Zustand (normaler Hormonlevel) manifestiert und die Kohlenhydratauswahl wird wieder erweitert, damit diese Ernährung im wahren alltäglichen Leben Bestand haben kann.

Phase 1 ist ein wirklicher Neustart! Ihr Körper wird wieder in seinen harmonischen, ausgeglichenen Zustand zurückversetzt. Es geht darum, so zu essen, dass Ihr Körper die besten Voraussetzungen dafür hat, Ihre Hormone wieder die Arbeit verrichten zu lassen, für die sie da sind. Phase 1 dauert drei Wochen, denn so lange brauchen die Hormone für die Neujustierung. In dieser ersten Phase verzichten Sie komplett auf folgende Lebensmittel bzw. Inhaltsstoffe:

- Getreide (Gluten),
- Mais,
- Kartoffeln,
- Hülsenfrüchte,
- Soja,
- raffinierten Zucker,
- künstliche Süßungsmittel,
- Milchprodukte, Milchzucker (Laktose),
- Alkohol.

Doch ich versichere Ihnen: Sie werden nicht hungern. Solange Sie eine entsprechende Zufuhr an gesunden Fetten aus aromareichen, sattmachenden Lebensmitteln in Form von üppigen Saucen, cremigen Dips, Avocados und Nüssen haben, werden Sie mit Sicherheit satt und zufrieden sein.

Verzicht in Phase 1

Sie wundern sich, warum die oben genannten Produkte die rote Karte bekommen? Viele Getreidearten (besonders Weizen) und Hülsenfrüchte (besonders Sojabohnen und Erdnüsse) enthalten Lektine. Das sind Proteine, die zu heimtückischen schädlichen Entzündungen im Körper führen können. Während viele Lebensmittel nur wenig Lektine beinhalten, sind es einige wenige – wie Getreide, Hülsenfrüchte sowie Milch und Milchprodukte von Tieren, die mit Getreide gefüttert wurden – die *eine ganze Menge* besitzen. (Nachtschattengewächse wie Kartoffeln, Tomaten, Paprika und Auberginen haben zwar auch hohe Lektingehalte, sind aber dennoch weniger problematisch; damit der Plan nachhaltig ist, wurden diese Lebensmittel nicht ausgeschlossen.)
Lektine sind schwer verdaulich, denn sie neigen stark dazu, an den Darmwänden festzuhaften. Das ist deshalb so problematisch, weil die Darmschleimhaut entscheidet, was sie durchlässt und was nicht – ähnlich wie ein Türsteher vor der Disco. Alle möglichen »Typen« verlangen Einlass – darunter essentielle Nährstoffe, Bakterien und Viren und eben die entzündungsauslösenden Lektine. Damit der Türsteher seine Aufgabe mit Strenge und der nötigen Urteilsfähigkeit wahrnehmen kann, muss die Darmschleimhaut gesund sein, sodass sie nur für kleinste Moleküle durchlässig ist. Aber wenn sie geschädigt oder irritiert ist, dann kann die Schleimhaut porös (löchrig) werden, wodurch Stoffe in den Blutkreislauf eindringen können, die nicht dorthin gehören – wie unverdaute Nahrungspartikel oder eben Lektine. Und wenn das passiert, greift der Körper diese Partikel an, als seien es Krankheitserreger. Das kann im Körper entzündliche Reaktionen auslösen. Geschieht das wiederholt, ist der Mensch gefährdet, eine Lebensmittelallergie oder -unverträglichkeit zu entwickeln, manchmal auch eine verminderte Insulinsensitivität oder Leptinproduktion.
So unklare Symptome wie Blähungen, Krämpfe, Müdigkeit, ständiger Hunger und die Gier nach Zucker, Gewichtszunahme und entzündliche Hauterkrankungen wie Ekzeme und Rosazea können Hinweise darauf sein. Jeder reagiert anders, doch glutenhaltiges Getreide und Kuhmilchprodukte gehören zu den häufigsten Auslösern.

Ganz ruhig, Sie können entspannen! Das bedeutet nicht etwa, niemals mehr Getreide, Bohnen oder Joghurt essen zu dürfen. Doch für die Dauer der Phase 1 empfehle ich, diese Lebensmittel konsequent wegzulassen, damit der Körper Zeit hat, sich zu erholen, sich neu zu arrangieren und wieder ins Gleichgewicht zu kommen.

Wenn Sie aber beispielsweise Vegetarier sind und daher keinen Fisch essen, empfehle ich für die ausreichende Eiweißzufuhr stattdessen frische Bohnen und getrocknete Hülsenfrüchte – die vor dem Kochen eingeweicht werden, denn dadurch sinkt die Lektinkonzentration.

Phase 2 dient der Verstetigung! Nach drei Wochen starten Sie in Phase 2, die dann eine Woche dauert. In dieser Phase können Sie, wenn Sie mögen, wieder mehr von diesen Lebensmitteln in Ihren Speiseplan aufnehmen: grüne Bohnen, Zuckererbsen und Hülsenfrüchte (wieder idealerweise eingeweicht und gekocht), glutenfreies Getreide (wie Naturreis und Haferflocken), vollfette hochwertige Milchprodukte, Mais, Erdnüsse und ein Glas eines alkoholhaltigen Getränks. Am besten ist es, diese Lebensmittel langsam wieder einzuführen (also nicht alle gleichzeitig in einer Mahlzeit), damit Sie besser erkennen können, wie Sie auf die einzelnen Stoffe reagieren.

Wichtige Informationen zu Sojaprodukten

Verarbeitete Sojaprodukte (wie Tofu, Tempeh, Sojadrink, Proteinpulver auf Sojabasis und Fleischersatzprodukte) würde ich nicht zum regelmäßigen Verzehr empfehlen. Soja enthält den pflanzlichen Inhaltsstoff Isoflavon, das strukturell dem weiblichen Geschlechtshormon Östrogen entspricht. Damit kann Isoflavon den natürlichen Hormonhaushalt im Körper durcheinanderbringen. Solange Sie nur moderate Mengen an unverarbeitetem Soja essen wie Edamame, eine tolle Proteinquelle, ist das noch kein Problem. Doch mit verarbeiteten Sojaprodukten, die auch noch weniger Nährwert haben, hat man schnell die gesunde Dosis überschritten.

Das Ziel in Phase 2 ist weiterhin, einen Neustart für die Hormone durchzuführen, aber auch zu entdecken, was für Sie möglich ist. Vielleicht finden Sie (so wie ich) heraus, dass Sie sich ganz ohne Getreide und Milchprodukte besser fühlen, Hülsenfrüchte aber okay sind, besonders die gekeimten und fermentierten wie in typisch indischen Gerichten. Andererseits ist es auch gut möglich, dass Sie sich mit all den oben aufgelisteten Lebensmitteln prima fühlen. Wenn Sie bereits vorbereitete Produkte essen, dann prüfen Sie, wie es Ihnen damit geht, und ziehen Sie daraus die nötigen Konsequenzen. Fühlen Sie sich zum Beispiel nach einem Joghurt oder nach Vollkornnudeln benommen, träge oder aufgebläht oder Ihr Magen-Darm-Trakt sendet Stresssignale an Sie, dann überlegen Sie, ob es sich für sie lohnt, diese Produkte weiterhin zu essen (und wann).

Mit diesen Maßnahmen im Hinterkopf können Sie nach der einwöchigen Phase 2 Ihre Kohlenhydratpalette weiter ausdehnen, wenn Sie möchten. Würde Ihr Körper ebenso funktionieren und sich ebenso fühlen, wenn Sie die guten Kohlenhydratprodukte gegen Bagels und Alkohol austauschten? Auf keinen Fall. Gleichzeitig ist es mir aber auch wichtig, Ihnen vorzustellen, wie solche Dinge wie Bagels und Alkohol in Ihre Diät passen könnten, damit Sie nicht das Gefühl haben, es gehe um alles oder nichts. Es funktioniert, wenn man Kohlenhydrate frei kombiniert, sodass der Plan für Sie flexibel und nachhaltig bleibt. Es ist wie mit antiautoritär erziehenden Eltern: Wenn die Kinder genug Freiheiten und Flexibilität zugestanden bekommen, haben sie weniger Anlass zu revoltieren.

Wenn Sie erst einmal den Dreh raushaben, Ihre Kohlenhydratportionen aufzuteilen, werden Sie in der Lage sein, ohne Kopfzerbrechen täglich leckere, gesunde Mahlzeiten zuzubereiten, die Ihren langfristigen Zielen entgegenkommen. Einer der Hauptgründe dafür, dass der Ernährungstherapieplan so effektiv ist, ist, dass der Insulinspiegel nie aus dem Ruder läuft, wenn Sie Ihre Kohlenhydratzufuhr verbessern (hochwertige Kohlenhydrate wählen, gut aufteilen und nie überdosieren). Damit veranlassen Sie Ihren Körper, Fett zu verbrennen, statt es zu speichern. Mehr noch: Das Insulin hat keine Möglichkeit, sich mit den Leptin- und Ghrelinspiegeln zu messen. *Das ist es!*

Der Lebensmittel-Spickzettel für die einzelnen Phasen

Wenn Ihr Kopf schon von all den Infos brummt, hier ein einfacher Leitfaden für das, was Sie in beiden Phasen essen (und weglassen).

Phase 1 (3 Wochen)

	genießen	meiden
Gemüse	Alles außer Mais und Kartoffeln	Mais, Kartoffeln
Milchprodukte und Milchersatzprodukte	Kokosmilch, Nussdrinks, Ghee, Hanfdrink	Milch, Butter, Molkenprotein, Joghurt, Käse
Getreide	Quinoa	Alles außer Quinoa
Fette und Öle	Kokosöl, Olivenöl, Avocadoöl, Leinöl, Mandelöl, Walnussöl, Haselnussöl, Kürbiskernöl, MCT-Fette*	Margarine, Schmalz, Maiskeimöl, Sojaöl, Sonnenblumenöl, Distelöl, Rapsöl
Getränke	Gefiltertes/kohlensäurehaltiges Wasser, ungesüßter Tee, ungesüßter hochwertiger Kaffee (gerne mit etwas Ghee, MCT-Fett* oder Kokosöl)	Alkohol, Fruchtsaft, gezuckerte oder mit Süßstoff versetzte Getränke, Reisdrink, Sojadrink
Pflanzliches Protein		Grüne Bohnen und Hülsenfrüchte, Hummus, verarbeitete Sojaprodukte (Sojadrink, Sojasauce, Tofu, Tempeh, Seitan)
Tierisches Protein	Fisch aus Wildfang, Sardellen in Öl, Bio- oder Freiland-Eier, Huhn aus Freilandhaltung, Fleisch von grasgefütterten Tieren	Verarbeitetes Fleisch (inkl. Wurst)
Nüsse und Samen	Alle außer Erdnüssen, gesüßtem Nuss- und Samenmus	Erdnüsse, gesüßte Nüsse und Muse aus Samen
Süßungsmittel	Kokosnektar, Kokoszucker, Ahornsirup, unerhitzter Honig, Stevia (maximal 1 EL pro Tag)	Agavensirup, verarbeiteter und raffinierter Zucker, künstliche Süßstoffe
Würzmittel und Saucen	Apfelessig, Weißweinessig, Balasmico-Essig, brauner Reisessig, Champagneressig, Kokos Aminos, Tahini, glutenfreie Fischsauce, Dijonsenf, Sauerkraut, Kimchi, ungesüßte Mayonnaise, milchproduktefreies Pesto, »Karams Garlic Sauce« (Knoblauchsauce),»Majestic Garlic Spread« (Knoblauch-Aufstrich)	Gluten- oder sojahaltige Saucen (wie Sojasauce) oder solche mit einem der oben genannten Süßungsmittel oder anderen Zutaten

	genießen	meiden
Obst	Alles außer gesüßten, konservierten und getrockneten Früchten	Gesüßtes, konserviertes und getrocknetes Obst wie Rosinen, getrocknete Mangos, getrocknete Aprikosen, getrocknete Cranberries

* MCT-Fette sind Fette mit mittelkettigen Triglyceriden (medium-chain triglycerides). Sie werden industriell aus Kokosfett und Palmkernöl hergestellt.

Phase 2 (1 Woche)

	genießen	meiden
Gemüse	Alles außer Kartoffeln	Kartoffeln
Milchprodukte	Vollfette hochwertige Produkte wie Kefir, Vollmilch, griechischer Joghurt, Sahne, Käse	Fettreduzierte Milchprodukte, Joghurt mit zugesetztem raffiniertem Zucker oder künstlichen Süßungsmitteln
Milchersatzprodukte	Hanfdrink, Kokosmilch, Nussdrinks, Ghee	
Getreide	Glutenfreies Vollkorngetreide wie Quinoa, Naturreis, Haferflocken, Amaranth, Buchweizen, Hirse und Teff	Glutenhaltiges Getreide wie Weizen, Gerste, Dinkel, Roggen, Bulgur, Farro, Kamut, raffiniertes Getreide wie geschälter Reis
Fette und Öle	MCT-Fette*, Kokosöl, Olivenöl, Avocadoöl, Leinöl, Mandelöl, Walnussöl, Haselnussöl, Kürbiskernöl	Margarine, Schmalz, Maiskeimöl, Sojaöl, Sonnenblumenöl, Distelöl, Rapsöl
Getränke	Gefiltertes/kohlensäurehaltiges Wasser, ungesüßter Tee, ungesüßter hochwertiger Kaffee (gerne als sogenannter »Bulletproof« mit etwas Ghee, MCT-Fett* oder Kokosöl)	Fruchtsaft, gezuckerte oder mit Süßstoff versetzte Getränke, Sojadrink
Alkohol	Glutenfreies Bier, Sake, trockener Wein und Champagner, Rum, Tequila, Wodka aus Kartoffeln (max. 1 Glas pro Tag)	Glutenhaltige und gesüßte Alkoholika
Pflanzliches Protein	Grüne Bohnen, Zuckererbsen und Hülsenfrüchte (wie Erdnüsse, Kichererbsen, Schwarzaugenbohnen, Linsen, rote Bohnen, schwarze Bohnen, Kidneybohnen, weiße Bohnen, Hummus)	Verarbeitete Sojaprodukte (Sojadrink, Sojasauce, Tofu, Tempeh, Seitan)

(Fortsetzung nächste Seite)

	genießen	meiden
Tierisches Protein	Fisch aus Wildfang, Sardellen in Öl, Bio- und Freiland-Eier, Huhn aus Freilandhaltung, Fleisch von grasgefütterten Tieren	Verarbeitetes Fleisch (inkl. Wurst)
Nüsse und Samen	Alle außer gesüßtem Nuss- und Samenmus	Gesüßtes Nuss- und Samenmus
Süßungsmittel	Kokosnektar, Kokoszucker, Ahornsirup, unerhitzter Honig, Stevia (max. 1 EL pro Tag)	Agavensirup, verarbeiteter und raffinierter Zucker, künstliche Süßstoffe
Würzsaucen/ Würzmittel	Apfelessig, Weißweinessig, Balasmico-Essig, brauner Reisessig, Champagneressig, Kokos Aminos, Tahini, glutenfreie Fischsauce, Dijonsenf, Sauerkraut, Kimchi, ungesüßte Mayonnaise, milchproduktefreies Pesto, »Karams Garlic Sauce« (Knoblauch-Sauce), »Majestic Garlic Spread« (Knoblauch-Aufstrich)	Gluten- oder sojahaltige Saucen (wie Sojasauce) oder solche mit einem der oben genannten Süßungsmittel oder Zutaten
Obst	Alles außer gesüßtem, konserviertem und getrocknetem Obst	Gesüßtes, konserviertes und getrocknetes Obst

* MCT-Fette sind Fette mit mittelkettigen Triglyceriden (medium-chain triglycerides). Sie werden industriell aus Kokosfett und Palmkernöl hergestellt.

Hinweis: Lebensmittel auf Sojabasis, glutenhaltige Lebensmittel, raffinierten Zucker und stark ausgemahlenes Getreide, Kartoffeln und verarbeitete Lebensmittel sollten Sie weiterhin meiden.

Die Sache mit den Kalorien und den Kohlenhydraten

»Was ist mit den Kalorien bei diesem Ernährungstherapieplan?«, fragen Sie sich jetzt. Vielleicht haben Sie schon gehört, dass alle Kalorien gleich viel zählen, egal aus welcher Quelle. In unserem Plan geht es aber gerade *nicht* um Kalorien, sondern um Kohlenhydrate. Der Grund ist der: Eine Kalorie *ist* in der Tat eine Kalorie, das heißt, 500 Kalorien aus Orangensaft (Kohlenhydrate) oder aus Olivenöl (Fett) entsprechen derselben Menge an Energie, wenn die Lebensmittel auf dem guten alten Bunsenbrenner abgefackelt werden (das ist die Methode, mit der der Kaloriengehalt von Nahrung gemessen wird). Doch im menschlichen Körper geht diese Rechnung nicht auf, weil sich die

Nährstoffe anders verhalten. Sie üben verschiedene Effekte auf die Hormone aus, die Verlangen, Hunger, Sättigung, Stoffwechsel, Blutzucker und Fettspeicherung regulieren. Der Körper kann zum Beispiel nicht alle Ballaststoffe abbauen (wie beispielsweise aus Süßkartoffeln), deshalb verursachen ballaststoffreiche Lebensmittel keinen wesentlichen Blutzucker- und Insulinanstieg, anders als das bei ballaststoffarmen Lebensmitteln wie weißem Reis der Fall ist.

Die Hierarchie, wie stark ein Lebensmittel den Insulinspiegel (und damit auch die Fettspeicherung) beeinflusst, sieht wie folgt aus: Raffinierte, ballaststoffarme Kohlenhydrate werden sehr schnell abgebaut und lösen damit einen besonders hohen Insulinausstoß aus, Protein hat einen minimalen Effekt und Fette haben überhaupt keinen Einfluss auf das Insulin. Deshalb empfehle ich immer, dies bei der Zusammenstellung einer Mahlzeit zu berücksichtigen. Stärkefreies Gemüse sollte die Hauptkomponente sein (wie Blattgemüse, Zucchini und Blumenkohl), dazu ein großzügiger Schuss eines leckeren hochwertigen Fettes (wie Olivenöl, Ghee, Avocadoöl oder die Saucen aus dem folgenden Kapitel), das Ganze können Sie noch mit hochwertigem Protein ergänzen (z. B. 110–170 Gramm gegartes Bio-Hähnchen aus Freilandhaltung, Pute, grasgefüttertes Lamm, Wildlachs oder 2 Eier) und mit ballaststoffreichen kohlenhydrathaltigen Lebensmitteln wie Süßkartoffeln und Quinoa finalisieren.

Kurz gesagt: Der Blick auf die Kalorienmenge bringt nicht viel, wohl aber der auf die Hormonreaktion, vor allem auf Insulin. Essen Sie die richtigen Fette, meiden Sie Transfette (die Entzündungen fördern und den Hormonhaushalt stören) und limitieren Sie stark verarbeitete Öle (wie Maiskeim-, Soja-, Sonnenblumen- und Rapsöl). Das ist schon eine große Hilfe, denn gute Öle beeinflussen nicht den Insulinspiegel, sättigen aber gut und machen das Essen sehr viel aromatischer. Bis vor kurzem propagierten Gesundheitsexperten noch die kalorienreduzierte Low-Fat-Diät als die ultimative Methode zum Abnehmen. Das Hauptproblem dieser Diäten ist – außer dem, einfach fürchterlich zu sein –, dass sie nicht funktionieren: Reichlich qualitativ hochwertige Fette zu essen ist der Schlüssel zur Gewichtsabnahme (oder zum Halten eines gesunden Gewichts) mit Freude und Genuss. Dazu kommt, dass gute Fette den Stoffwechsel ankurbeln und Heißhungerattacken eindämmen. Viele dieser Effekte gelten ebenso für Protein. Und was die Kohlenhydrate betrifft: Ja, auch die braucht der Körper natürlich, aber hier ist das Gleichgewicht sehr sensibel. Ein Mangel an Kohlenhydraten macht Sie müde und schlecht gelaunt und kann die Cortisolproduktion erhöhen. Doch zu viele Kohlenhydrate, besonders aus isoliertem Zucker und verarbeiteter Stärke, führen zu einem extremen Insulinanstieg, der die Fettspeicherung fördert und außerdem weitere Schüsselhormone beeinflusst. Sie müssen Ihren süßen Mittelweg finden und dieser Plan soll Ihnen dabei helfen.

Jeder reagiert auf seine individuelle Weise auf eine bestimmte Kohlenhydrat-Menge. Doch ich habe festgestellt, dass für Frauen eine tägliche Kohlenhydratzufuhr von 60 bis 90 Gramm am besten ist, auf vier bis sechs Portionen (je etwa 15 Gramm) aufgeteilt. Ganz allgemein halten Sie mit sechs Portionen täglich den Blutzuckerspiegel stabil und behalten Ihr Gewicht bei, während vier Portionen für eine Gewichtsabnahme sorgen. Wenn Sie natürlich sehr stark körperlich beansprucht sind (zum Beispiel hart trainieren), schwanger sind oder stillen, brauchen Sie mehr Kohlenhydrate. Denken Sie immer daran: Das hier ist das wahre Leben. Deshalb setzen Sie am besten als Faustregel einen Kohlenhydratbedarf von 13 bis 22 Gramm pro Portion an.

Das Kohlenhydrat-Austauschprogramm

Ich selbst begann diesen Ernährungstherapieplan während meiner Assistenzzeit im Krankenhaus zu schätzen. Dort schulte ich Patienten, bei denen kurz zuvor Diabetes mellitus Typ 1 diagnostiziert worden war, darin, ihre Kohlenhydratzufuhr einzuschätzen, um ihre Insulinmenge nach einer Mahlzeit entsprechend dosieren zu können. Menschen mit Diabetes Typ 1 produzieren nicht genug Insulin, sodass sie es immer nach einer kohlenhydrathaltigen Mahlzeit von außen zuführen müssen (da sich der Zucker andernfalls in der Blutbahn anhäufen würde). Im Fall der Diabetes-Patienten ist der genaue Blick auf die Kohlenhydrate nicht nur gesundheitsförderlich, sondern *lebenswichtig*. Die Diagnose der chronischen Stoffwechselerkrankung Diabetes

Typ 1 ist eine echte Belastung, denn – wie Sie sich sicher vorstellen können – es benötigt permanente Planung, Überlegung und Durchhaltvermögen. Auf viele Menschen wirkt die Aussicht darauf, ständig auf die Kohlenhydrataufnahme zu achten und diese einzuschränken, wie eine riesige Bestrafung.

Folgendes sagte ich meinen Patienten damals: »Mir ist klar, dass Sie diese Situation erst einmal überfordert. Doch um sich vielleicht ein klitzekleines bisschen besser zu fühlen: Für fast jeden anderen Menschen wäre es gesünder, die Kohlenhydrate auf diese Weise einzuteilen und zu reduzieren. Leider ist es nun aber so, dass der Einsatz für Sie deutlich höher ist als für jeden anderen, wenn Sie *nicht* so essen.« Ehrlich gesagt weiß ich nicht, ob ich damit Trost spenden konnte. Doch je mehr Patienten ich betreute und meine eigenen Beobachtungen machte, umso überzeugter war ich von den umfassenden Vorteilen dieser Methode. Seit ich meine eigene Praxis habe, wende ich meinen eigenen Ansatz der Kohlenhydrat-Austausch-Methode bei allen meinen Klienten an bzw. gebe ihn weiter, weil er einfach so gesund und anwenderfreundlich ist. Ein weiterer Vorteil: Das nervige Ratespiel, wie viel wohl »eine Portion« sein mag, fällt weg.

Denken Sie in 15-Gramm-Kohlenhydrat-Portionen

Wenn Sie sich daran gewöhnen, bezüglich der Kohlenhydrate in 15-Gramm-Portionen zu denken, können Sie daraus gut schlussfolgern, wie diese in Ihre täglichen vier, fünf oder sechs Mahlzeiten passen. Dann geht es darum zu entscheiden, wo Sie diese Kohlenhydrate unterbringen möchten. Außerdem können Sie anhand jedes Lebensmitteletiketts schließen, wie viele Kohlenhydratportionen in einer Essensportion stecken (an der 15-Gramm-Richtschnur gemessen). Dann schauen Sie, was 15 Gramm Kohlenhydrate bezogen auf die jeweiligen Lebensmittel bedeuten. Diese Liste (unten) gibt Ihnen eine Ahnung, wie Sie die Kohlenhydrate über den Tag verteilen können, sowohl in Phase 1 als auch in Phase 2 des Plans.

Meiner Erfahrung nach profitiert der größte Teil der Patienten am meisten von einer 80:20-Paleo-Ernährung. Bei dieser Ernährung sind Gluten, Getreide, Milchprodukte und raffinierter Zucker reduziert, aber nicht so drastisch, dass ihr Genuss *verboten* wäre, wenn er sich richtig anfühlt. Scheuen Sie sich also nicht, mit kohlenhydrathaltigen Lebensmitteln zu experimentieren, denn diese Flexibilität macht den Plan für viele im Alltag so gut umsetzbar: Sie könnten zwei Kohlenhydratportionen am Morgen einbauen (zum Beispiel den super-simplen Smoothie (S. 150) oder einen glutenfreien englischen Muffin, bestrichen mit Nussmus oder Ghee), eine Kohlenhydratportion zu Mittag (Kichererbsen oder einen angemachten Salat mit Protein), ein kohlenhydratarmes (Low-Carb-)Abendessen (Blumenkohltortilla-Fisch-Tacos mit einem würzigen Krautsalat und Guacamole) und eine Kohlenhydratportion als Dessert (z. B. dunkle Schokolade oder ein Glas Rotwein). Oder Sie könnten die Strategie von Jenna Lyons übernehmen, der Ex-Direktorin und Kreativchefin des amerikanischen Modeimperiums »J. Crew«. Ihre Strategie nennt sie »Lunch uniform« (was übersetzt so viel bedeutet wie »einheitliches Mittagessen«): jeden Tag das gleiche (Low-Carb-)Mittagessen essen, damit man alle Möglichkeiten für den Einsatz von Kohlenhydraten bei Frühstück, Abendessen und Snacks hat. Der Vorteil ist, dass man mit dieser Strategie nicht entscheidungsmüde wird. Der Nachteil ist, dass es zu monoton werden könnte. Allerdings können Sie es natürlich auch etwas mit den Rezept-Ideen aus diesem Buch aufpeppen. Es liegt an Ihnen, das auszuprobieren.

Kohlenhydrat-»Preisschilder«

Stellen Sie sich vor, Sie haben die Erlaubnis, nur eine bestimmte Kohlenhydrat-Höchstmenge auszugeben: Die »Preisschilder« im Blick zu behalten, ist dann hilfreich beim Umgang mit Ihrem Budget. Nach einer gewissen Zeit erreichen Sie damit Ihr ultimatives Ziel: Ihre Portionen so weit abschätzen zu können, dass Sie sich nicht in Details verlieren, und Ihren Fokus darauf zu legen, sich auf den Genuss Ihres Essens einzustimmen. Doch um das zu erreichen, müssen Sie sich damit vertraut machen, wie so eine Kohlenhydratportion aussieht. Kommen wir also auf den Punkt. Im Folgenden finden Sie eine Liste kohlenhydrathaltiger Lebensmittel, die in Phase 1, in Phase 2 oder in beiden Phasen gegessen werden können.

Es sind jeweils die Mengen des Lebensmittels angegeben, die eine Kohlenhydrat-Portion (15 Gramm) enthalten.

Tassen als Mengenangaben

Wie für amerikanische Bücher üblich, sind die Mengen in »cup« angegeben, was einer Tasse mit einem Volumen von 240 ml entspricht. Dies ist einfach sehr handlich und praktisch. Bei manchen Lebensmitteln haben wir die entsprechende Gramm-Zahl ergänzt.

Stärkehaltiges Gemüse (in beiden Phasen)

- Rote Bete: 1 Tasse (ca. 140 g)
- Erbsen: ¾ Tasse (ca. 120 g)
- Kürbis: 1 Tasse (ca. 200 g)
- Süßkartoffel- und Taro-Chips: 30 g
- Yams und Süßkartoffeln: ½ Knolle oder ½ Tasse (in Stücke geschnitten)
- Yambohne (Jicama): 1½ Tassen

Getreide und Hülsenfrüchte (in Phase 2)

- Brauner Reis (gekocht): ⅓ Tasse (ca. 66 g)
- Quinoa (gekocht): ⅓ Tasse (Phase-1-kompatibel, da es sich botanisch gesehen um Samen handelt)
- Bohnen und Linsen (gekocht): ½ Tasse (ca. 90 g)
- Edamame: ¾ Tasse
- Hummus: ⅓ Tasse (ca. 86 g)
- Hafermehl (als Haferbrei gekocht, ungesüßt): ½ Tasse
- Bagel: ¼ (ja, 1 Bagel entspricht 4 Kohlenhydratportionen)

- Mais: ½ Tasse Körner (ca. 56 g) oder ein 15-cm-Kolben
- Muffin: ½
- Brot: 1 Scheibe (gilt für die meisten geschnittenen Brotsorten)
- Popcorn: 3 Tassen Nudeln (gekocht): ⅓ Tasse Reismilch, ungesüßt: 170 g
- Tortilla (Fladen à 15 cm Durchmesser): 1
- Getreidefreie Tortillachips (»Siete Foods«): 9 (siehe Vorratsschrank-Grundausstattung, S. 84)

Obst (in beiden Phasen)

- Ananas: ¾ Tasse in Stücken (50 g)
- Apfel: 1 kleiner
- Aprikosen (frisch): 4 kleine
- Bananen: ½ große oder 1 Baby-Banane
- Birne: 1 kleine
- Brombeeren: ¾ Tasse (ca. 37 g)
- Datteln: 1 Medjool-Dattel oder 3 kleine Deglet-Nour-Datteln
- Kirschen: ½ Tasse (75 g)
- Granatapfel: ½ Tasse Kerne
- Grapefruit: ½ mittelgroße
- Heidelbeeren: ¾ Tasse (120 g)
- Himbeeren: 1 Tasse (160 g)
- Honigmelone: 1 Tasse in Stücken (220 g)
- Kiwi: 2 kleine
- Mandarine: 2 kleine
- Mango: ½ kleine oder ½ Tasse (Würfel)
- Maulbeeren: 1 Tasse
- Nektarine: 1 mittelgroße
- Orange: 1 kleine
- Papaya: 1 Tasse in Stücken (200 g)
- Pfirsich: 1 kleiner
- Pflaume: 2 kleine
- Trauben: 1 Tasse (160 g)
- Wassermelone: 1 ¼ Tassen (Würfel)
- Zuckermelone: 1 Tasse in Stücken (ca. 220 g)

Verschiedenes

- Ungesüßte vollfette Kokosmilch: 1 Tasse (Phase-1-kompatibel)
- Kokoszucker, Ahornsirup, unerhitzter Honig, Zuckerrohrmelasse: 1 EL (bis 1 EL/Tag Phase-1-kompatibel)
- Gelee und Marmelade: 1 EL (nur in Phase 2)
- Fruchtsaft (100 Prozent Frucht; nur in Phase 2 – denken Sie auch das nächste Mal daran, wenn Sie einen fruchtigen Cocktail bestellen)

»Freifahrtschein«-Lebensmittel (toben Sie sich aus: Hiervon ist alles erlaubt, Sie dürfen so viel essen, wie Sie möchten)

- Alles Grüngemüse (auch Brokkoli), Blattgemüse
- Algen (Kelp, Wakame etc.)
- Auberginen
- Blumenkohl
- Alle Kräuter und Gewürze
- Grüne Bohnen
- Gurken
- Ingwer
- Knoblauch
- Kürbis
- Zucchini
- Möhren
- Paprika
- Peperoni und Peperoncini
- Pilze
- Radieschen
- Rosenkohl
- Sauerkraut
- Sprossen (alle Sorten)
- Tomaten
- ungesüßte Gemüsesäfte
- Weißkohl
- Wasserkastanien
- Zitronen-, Limettensaft und -schale
- Zuckererbsen
- Zwiebeln

Der Alkohol-Faktor

Es stimmt zwar, dass Alkohol Kohlenhydrate enthält, doch nicht alle Sorten tragen ein »Preisetikett«, das sie als besonders kohlenhydratreich ausweist. Wenn Sie in Phase 2 gerne mal ein Schlückchen genießen möchten, dann sollten Sie am besten auf glutenfreie Spirituosen wie Tequila und Wodka sowie trockene Weine und Sekt setzen. Machen Sie sich nicht mit Rechnereien verrückt (das ist nämlich die schlimmste Spaßbremse). Doch nehmen Sie sich kurz Zeit, um sich mit den ungefähren Kohlenhydratgehalten der verschiedenen Alkoholika vertraut zu machen.

Bier (340 ml):

normal: 1 Kohlenhydratportion
light: ¼ bis ½ Kohlenhydratportion

Sake/Reiswein (170 ml):

⅔ Kohlenhydratportion

Wein (140 ml):

Sekt, brut: ⅓ Kohlenhydratportion
Sekt, rosé: ¾ Kohlenhydratportion

Rotwein, trocken: ⅓ Kohlenhydratportion

Weißwein, trocken: ⅓ Kohlenhydratportion
Weißwein, lieblich oder Dessertwein: 1 Kohlenhydratportion

Spirituosen (42,5 ml):

= vernachlässigbare Kohlenhydratmengen

Brandy, Cognac, Gin, Rum, Tequila, Wodka, Whisky (Scotch, Bourbon)

Achtung: Besser ist es, keine Mixgetränke, Sirups und Liköre (wie Campari, Triple sec und Co.) zu wählen, da hier die Kohlenhydratgehalte höher sind. Bei Cocktails sind diejenigen mit Mineralwasser, Zitrone und Limette am besten.

Hinweis zu Lebensmittelverpackungen

Auch auf verpackten Lebensmitteln finden Sie Kohlenhydrat-»Preisschilder«, doch natürlich sind diese Portionen nicht als solche gekennzeichnet (das wäre doch *zu* hilfreich). Sie müssen hier ein klitzekleines bisschen Detektivarbeit leisten, denn die Kohlenhydrate sind in Gramm angegeben. Um den Code zu knacken, machen Sie sich Folgendes klar:

Eine Kohlenhydratportion entspricht etwa 15 Gramm, 30 Gramm entsprechen zwei Portionen, 45 Gramm drei Portionen usw. Sehen Sie sich als Erstes auf dem Etikett den Gesamt-Kohlenhydratgehalt an, um zu erfahren, wie viele Kohlenhydratportionen dieses Lebensmittel hat. Als Nächstes prüfen Sie die Portionsgröße, die auf der Lebensmittelverpackung angegeben ist. Auch, wenn manche Packungen wie eine Portion aussehen, können sie doch zwei oder mehr beinhalten.

Es ist auch eine gute Idee, sich die Zutatenliste anzusehen, denn alles, was in dem Produkt steckt, muss in absteigender Reihenfolge der enthaltenen Menge dort angegeben sein (die höchsten Gehalte stehen also ganz vorne). Das ist sehr praktisch, denn so können Sie direkt prüfen, ob Zucker und andere Süßungsmittel eine große Rolle spielen (dann sind sie unter den ersten Zutaten in der Liste), dasselbe gilt auch für entzündungsfördernde Trans-Fettsäuren (die manchmal auch als teilgehärtete Fette deklariert werden) oder andere weniger wünschenswerte Fette (wie Maiskeim-, Soja-, Sonnenblumen-, Distel- und Rapsöl).

Mein Rat lautet außerdem, alle künstlichen Süßungsmittel zu meiden, die den synthetisch hergestellten Stoff Sucralose enthalten. Dieser ist 600-mal süßer als natürlicher Zucker (*wirklich*). Weil er so viel süßer ist, kann er leicht Ihre Geschmacksknospen überreizen und so tatsächlich deren Wahrnehmungsfähigkeit verstellen. Neben der Gier nach süßen Nahrungsmitteln, die dieser Süßstoff bewirkt, desensibilisiert er Sie auch für die natürliche Süße. Ich hatte tatsächlich mal eine Sucralose-abhängige Klientin, die sich über jede Frucht, die sie aß, ein Tütchen Splenda – das in den USA verbreitete Sucralose-Süßungsmittel – streuen musste, weil die natürliche Süße für sie nicht mehr ausreichend war. Während dieses Süßungsmittel Ihren Zuckerverbrauch anfangs etwas reduzieren mag, lässt es Sie auf längere Sicht als ein außer Kontrolle geratenes, unersättliches Schleckermaul zurück. *Das ist es nicht wert.*

Nochmal zur Erinnerung: Ich empfehle Ihnen nicht, all Ihre Mahlzeiten penibel abzumessen (*wer hat auch schon Zeit und Geduld für so etwas?*), doch in den ersten Tagen kann das dabei behilflich sein, eine Ahnung davon zu bekommen, wie zum Beispiel ⅓ Tasse Quinoa aussieht (kleine Nebenbemerkung: Es ist vielleicht signifikant weniger, als Sie denken). Das heißt, wenn Sie nicht so ein Kontrollfreak sind, können Sie diesen Schritt natürlich überspringen, um Ihre Abneigung gegen Vorschriften nicht überzustrapazieren. Doch Sie werden danach in der Lage sein, Portionen recht zuverlässig danach einzuschätzen, ob sie der gewünschten Menge entsprechen, und anschließend ganz einfach frei kombinieren. Wenn Sie erst einmal eine grundlegende Einschätzung der empfohlenen Kohlenhydratmengen gewonnen haben, tun Sie sich den Gefallen und vergessen Sie die ganze Mathematik. Einer der Gründe, warum ich diesen Plan so mag, ist der, dass er ganz vom Kalorienzählen und ständigen Nachdenken entbindet. Wenn Sie dieser Leitlinie folgen, gibt es überhaupt keinen Anlass zum Kalorienzählen, weil Sie damit begonnen haben, Ihre Hormone sowie Ihr Hunger-Sättigungs-System neu zu justieren. Denken Sie aber daran, dass nicht alle kohlenhydrathaltigen Lebensmittel gleich sind: Mit Ballaststoffen vollgepackte Süßkartoffeln sind beispielsweise viel nährstoffreicher als Bagels.

Wenn Sie erst einmal eine Vorstellung davon haben, wie viel so eine Kohlenhydratportion ist, dann denken Sie womöglich schon weiter und überlegen, wie viele Kohlenhydratportionen Sie wohl so über den Tag verteilt essen. Prima Idee, denn genau das ist der nächste Schritt, den ich auch mit meinen Klienten ausarbeite, nachdem wir uns ihre Ernährungshistorie angesehen haben. Wenn Sie so ticken wie die meisten Menschen, dann werden Sie feststellen, dass Sie trotz aller guten Absichten deutlich über fünf bis sechs Kohlenhydratportionen verdrücken – dank Müsli, Marmelade und viel Obst, ganz zu schweigen von den heimtückischen Produkten mit zugesetztem verstecktem Zucker. *Aber keine Panik!* Von jetzt an wird alles leichter.

Das Schöne an dieser Herangehensweise ist, dass sie Ihnen Flexibilität verschafft (sprich: echten Spielraum) und Ihnen bei der Vorausplanung hilft. Wenn Sie zum Beispiel wissen, dass Sie abends zum Sushi-Essen ausgehen, dann gibt es gleich mehrere Möglichkeiten: Sie könnten eine leichte Version wählen, bei der Sie zwei Sushi-Häppchen essen (entspricht etwa einer Kohlenhydratportion) und den Rest mit Sashimi (roher Fisch ohne Reis oder Algen), etwas Avocado und einer guten Handvoll Edamame bestreiten. In diesem Fall wären zwei Kohlenhydratportionen beim Frühstück, eine beim Mittagessen und ein Low-Carb-Snack am Nachmittag möglich. Oder Variante 2, wenn Sie lieber sechs bis acht Stück Sushi (mit Reis) und Edamame essen und noch einen Wein trinken wollen (das sind zwei bis zweieinhalb Kohlenhydratportionen); dann müssten Sie die Hauptmenge Ihrer Kohlenhydrate schon vor dem Abendessen einsparen und Ihr Augenmerk auf qualitativ hochwertige langsame Kohlenhydrate zum Frühstück oder Mittagessen legen, dazu Grüngemüse, reichlich Fett und Protein. Ich empfehle allerdings dennoch, das nicht zu einer abendlichen Gewohnheit werden zu lassen, denn zwischen Reis und Alkohol erwartet Sie ein ordentlicher Insulinanstieg. Doch an diesem Beispiel sehen Sie, wie Sie flexibel bleiben und die Dinge nehmen, wie sie kommen. Sie brauchen nur ein bisschen Planung und die passenden Tauschoptionen. (So können Sie sogar den regelmäßigen Schokoladengenuss möglich machen.) Im nächsten Kapitel finden Sie Mahlzeitenbeispiele für Phase 1. So sehen Sie, wie sich das alles in die Praxis umsetzen lässt.

Letztlich steckt auch eine Menge Power in der Kenntnis des Kohlenhydrat-Austauschprogramms, denn es hilft Ihnen dabei, die Lebensmittel für sich auszuwählen, die Sie wirklich möchten, und tagein, tagaus durchdachte und vernünftige Entscheidungen zu treffen. So bleiben Sie mit Ihrer Herangehensweise flexibel und können das auch langfristig durchhalten. Der Plan soll dafür sorgen, für sich selbst verantwortlich zu bleiben. Sie selbst können entscheiden, was es Ihnen wert ist, das Kohlenhydratkonto zu belasten. Ich beispielsweise würde mich nicht für Fruchtsaft oder Marmelade entscheiden, weil ich mein verfügbares Kohlenhydrat-Budget viel lieber in irgendwas mit dunkler Schokolade und in Süßkartoffelpommes investieren würde – Sie aber vielleicht nicht. Sie sitzen an den Schalthebeln und entscheiden, wie Sie Ihren Kohlenhydrat-Budget einsetzen. Es gibt keine falsche oder richtige Methode, keine für alle passende Antwort – und deswegen funktioniert der Plan auch. Er ist darauf abgestimmt, Ihre Hormone für Sie arbeiten zu lassen und Vertrauen zu Ihrem Appetit aufzubauen. Doch genauso wichtig ist, dass dieser Plan die Realität im Auge behält, und nicht etwas ist, dem Sie auf Gedeih und Verderb ausgesetzt sind, ungeachtet dessen, welche Ernährungshürden Sie bisher zu überwinden hatten (oder anders ausgedrückt: in welche Essfallen Sie bisher hineingeraten sind).

Lassen Sie uns der Realität ins Auge sehen: Ich verlange von Ihnen gar nicht, rund um die Uhr vernünftig mit Ihrem Kohlenhydrat-Budget zu haushalten. Trotz aller Werkzeuge, die Sie bisher an die Hand bekommen haben, kann es hin und wieder vorkommen, dass Sie zu viel essen. Aber lassen Sie einfach Ihre Schuldgefühle links liegen und machen Sie weiter mit Ihrem Kohlenhydrat-Sparprogramm mit gutem (und leckerem) Essen. Wie Sie all die Puzzleteilchen zusammengesetzt bekommen, erfahren Sie im nächsten Kapitel.

7 Leckere Ideen und Rezepte

Vor einigen Jahren las ich einen Zeitschriften-Artikel mit dem Titel »What's in Their Frigde?« (»Was befindet sich in ihrem Kühlschrank?«), in dem es um eine vielbeschäftigte Restaurantköchin ging. Was ich da las, veränderte irgendwie mein Leben. Ich war vollauf fasziniert, weil ich davon ausgegangen war, dass sie eine Experten-Kollektion an Würzmitteln und -saucen hortet. Ich stellte mir vor, dass das eine Zusammenstellung von schwer erhältlichen fermentierten scharfen Saucen, Gourmet-Relishes und internationalen Gewürzmischungen sein müsste. Aber was ich stattdessen entdeckte, war *weitaus* besser. Diese Köchin legte größten Wert auf die »Mise en Place«, eine der ersten Lektionen, die man in der Kochschule lernt. Übersetzt heißt das soviel wie »an den richtigen Platz gestellt«. Es ist ein hochtrabender Ausdruck für ein einfaches Konzept: Alle Zutaten schon vorbereitet und fertig zur Hand zu haben, bevor man mit dem Kochen beginnt (man verwendet hier auch den englischen Trendbegriff »Meal Prep«). Zugegebenermaßen kann das etwas unübersichtlich wirken, besonders für Hobbyköche. Doch ich bin todsicher, mir würde jeder Profikoch zustimmen, dass dies zu den wichtigsten Elementen eines möglichst effizienten Kochens gehört. Statt reihenweise ausgefallener Senfe und Würzsaucen hatte diese Köchin also Behälter voll mit blanchiertem Spargel und grünen Bohnen, gewaschenem und trocken geschleudertem Salat, geschälten Zwiebeln und Knoblauch, gekochtem Naturreis und eine nette Zusammenstellung von Proteinreichem (wie z.B. auch gegartes Hähnchen). Ihre Begründung lautete, dass sie üblicherweise ziemlich *ausgehungert* war, wenn sie abends aus dem Restaurant nach Hause kam. Nachdem sie den ganzen Tag damit zugebracht hatte, für andere Leute Essen zuzubereiten, wollte sie für sich selbst keinen großen Aufwand mehr betreiben, sich andererseits aber am Abend auch keine Fertiggerichte reinschaufeln. Ihre Lösung war, sich selbst ein gesundes Essen zu ermöglichen, indem sie ihr eigener Sous-Chef wurde.

Neben der Tatsache, hier großartige Ideen für meinen Kühlschrank geliefert zu bekommen, war ich beim Lesen des Artikels besonders von dem Verhältnis dieser Köchin zum Essen beeindruckt. Genauer gesagt hatte sie sogar zwei: ein professionelles und ein persönliches. Auf der einen Seite war das Kochen von kreativen, köstlichen, ästhetisch ansprechenden Gerichten für andere Menschen sprichwörtlich ihr Job, auf der anderen Seite war sie eine junge Frau in den frühen Dreißigern, die wenig Zeit hat, aber sich dennoch keine gesunden, leckeren Mahlzeiten versagen möchte. Mit ihrer straffen Mise-en-Place-Methode schaffte sie es, trotz Zeitmangels ihre eigenen Gesundheitsziele zu verfolgen. Davon können wir uns alle eine Scheibe abschneiden. Neben dem Vorteil, damit besonders effizient zu sein, half ihr diese Methode auch, die Willenskraftermüdung nach einem langen Arbeitstag auszutricksen, wenn theoretisch alle Möglichkeiten zur Verfügung stehen.

Überlegen Sie mal: Wie oft schon hatten Sie vor, mit Ihrem Liebsten endlich mal wieder etwas zu unternehmen, doch dann hatte keiner von Ihnen eine Idee und Sie landeten letztlich wieder mit ein paar Süßigkeiten auf der Couch? Kann sein, dass es trotzdem nett war und Sie die gegenseitige Nähe genossen (ich verstehe das, denn es gibt wahrscheinlich niemanden auf der Welt, der dieses Herumlümmeln mehr zu würdigen weiß als ich). Aber es könnte gut sein, dass Sie es hinterher bedauerten, wieder eine Gelegenheit verpasst zu haben, sich am Samstagabend füreinander herauszuputzen. Ebenso beim Kochen: Wie oft hatten Sie schon vor, nach der Arbeit eine leckere Mahlzeit zuzubereiten, haben dann aber den Plan über Bord geworfen, weil Sie einfach zu erledigt waren? Stattdessen haben Sie dann etwas nicht ganz Gesundes bestellt oder irgendetwas aus Cerealien, Crackern und einem Dip zusammengeschustert (solch ein »Gericht« bezeichne ich als »Studenten-WG-Spezial«). Wie Sie wissen, bedeutet es eine ziemlich große Herausforderung, sich mit ausgelaugter Willenskraft und ausgeprägter Entscheidungsmüdigkeit ein gesundes Essen zu zaubern. Dann schleichen sich inkonsequente Strukturen ein.

Lassen Sie mich eines klarstellen: Das Ziel ist nicht, sich wegen der Zubereitung des Abendessens verrückt zu machen oder berühmten

Fernsehköchen nachzueifern (andererseits: Das wäre grandios!). Doch ob Sie nun regelmäßig kochen wollen oder einfach nur in der Lage sein wollen, schnell etwas für ein gelegentliches Mittag- oder Abendessen zusammenzuwerfen: Der Schlüssel zur schnellen Zubereitung von leckeren Gerichten heißt »Vorausdenken und Voraus*handeln*«. Indem Sie sich danach richten, stellen Sie ohne großes Kopfzerbrechen gesunde, köstliche Speisepläne zusammen, für die keine komplizierten Kochaktionen notwendig sind. Die ersten Schritte sind, wie Sie im vorletzten Kapitel (S. 78) erfahren haben, vorauszuplanen und Kühlschrank und Küchenschränke mit Grundnahrungsmitteln zu füllen, die Ihnen guttun und die Sie in den folgenden Rezepten verwenden können. Im nächsten Schritt entwerfen Sie einen Plan, der für Sie arbeitet und in dem es in diesem Kapitel geht.

Dieser stufenweise Ansatz wurde aus der Notwendigkeit heraus geboren: Wie die meisten meiner Klienten war ich zum Kochen einfach zu beschäftigt – oder glaubte das zumindest. Ich bestellte also leckeres, aber ganz einfaches Essen, von dem ich wusste, dass ich es auch selber machen könnte, wenn ich nur Zeit, Lust und die passenden Zutaten hätte. Allmählich war ich aber all das Warten, die Kosten und die Kommunikation, die damit verbunden ist, so leid, dass ich begann, mit übrig gebliebenem Hähnchen, Lachs oder Truthahn selber ausgewogene Mahlzeiten zusammenzuschustern. Solange ich proteinreiche Zutaten, frisches Gemüse, eine Zwiebel und eine aromatische Sauce im Haus hatte, musste ich mir über eine kreative selbst gemachte Mahlzeit keine Sorgen machen. *Die Spielregeln änderten sich.* Ich entdeckte schnell, dass es wirklich funktioniert (und auch gar nicht wehtut), eine leichte Mahlzeit zuzubereiten. Verstehen Sie mich nicht falsch: Ich bereite selten *alles* für die ganze Woche vor. Doch ich sehe die Vorteile davon, sich zur Gewohnheit zu machen, die Grundnahrungsmittel vorrätig zu haben. Es verschafft mir nicht nur die Möglichkeit, schnelle Mahlzeiten zuzubereiten, sondern ist stressreduzierend und fördert die Kreativität in der Küche. Wenn Sie am Wochenende etwa eine Stunde für das Vorbereiten und Bevorraten von Mahlzeitenkomponenten aufwenden, wird Ihr zukünftiges Ich in der kommenden Woche gut drauf sein.

Vorbereitung ist das A und O

Das Ziel ist, die Herausforderung anzunehmen, indem Sie das einkaufen oder vorbereiten, was im Voraus möglich ist. Im letzten Kapitel haben Sie wahrscheinlich eine Ahnung davon bekommen, was auf Ihrer Einkaufsliste stehen sollte. Hier lernen Sie jetzt, wie Sie das alles einsetzen und kombinieren. Nichtsdestotrotz sollten Sie die folgenden zusammengestellten Mahlzeiten als Beispiele und nicht als Regel auffassen. Ich zum Beispiel liebe Hähnchen und Lachs, deshalb werden Sie beides öfter als potentielle Proteinzutat finden – aber vielleicht geht es Ihnen nicht wie mir, was natürlich sein kann. Personalisieren Sie den Plan für *sich*, indem Sie darüber nachdenken, welche Proteinquellen Sie bevorzugen und welche Saucen, Gemüsesorten und kleinen Extras (wie Nüsse, Samen, Zwiebeln, Kräuter und Gewürze) Ihnen zusagen. Machen Sie sich mit den Details keinen Stress, diese Entscheidungen können Sie für sich treffen, ohne alles wie in den Rezepten aufgeführt vorbereiten zu müssen. Doch die wichtigen Dinge schon vorher zuzubereiten – Blumenkohl zu Reis zerkleinern, Zucchini spiralisieren, eine würzige Kohlmischung vorbereiten, mindestens eine Sauce machen und Bio-Grillhähnchen oder rohes Geflügel zum Pochieren kaufen – wird die darauffolgende Woche für Sie so viel einfacher (und gesünder) machen. Wenn Sie nicht alle proteinliefernden Zutaten selber kochen wollen, gibt es so viele käuflich zu erwerben, wie Grillhähnchen, gebackene Lachsfilets, sogar hartgekochte Eier. Kochen Sie, was Sie können und möchten, und kaufen Sie den Rest – und tun Sie sich den Gefallen, die Schuldgefühle außen vor zu lassen. Was zählt, ist, den Vorrat für die kommende Woche zu haben.

Durch das Vorab-Zubereiten sind die Würfel für eine gesunde Ernährung in der kommenden Woche bereits gefallen. Es ist wie eine »Capsule Wardrobe«, in der man nur eine überschaubare Anzahl von Kleidungsstücken hat, die man gerne trägt, die alle unheimlich vielseitig und frei kombinierbar sind. In unserem Fall haben Sie eine Auswahl an Grundzutaten, die es ermöglichen, toll zusammengestellte Mahlzeiten im Handumdrehen zuzubereiten. Indem Sie in den Vorbereitungsprozess ein wenig Zeit investieren, sparen Sie am Ende beim eigentlichen Zubereiten viel Zeit und Stress. Außerdem bewahren Sie sich die wertvolle (und limitierte) Selbstkontrolle für Zeiten auf, in der Sie sie wirklich brauchen. Doch sehen wir der Sache ins Gesicht: Nicht immer werden Sie die Möglichkeit zur Vorausplanung haben. Manchmal müssen Sie eben improvisieren. So ist nun mal das echte Leben. Ach, und wenn Sie bisher von Gemüse nicht zu überzeugen waren, dann seien Sie darauf vorbereitet, hier eines Besseren belehrt zu werden. Zwischen Salaten mit reichhaltigen Öldressings, Zoodles in cremigen deftigen Saucen und Rosenkohlchips wurde schon manch ein sturer Gemüse-Neinsager bekehrt.

Es geht um die Basis

Lassen Sie uns die Sache Schritt für Schritt angehen. Zunächst einmal geht es um die Basis für Ihr Mittag- und Abendessen. Damit möchte ich beginnen, weil die meisten Menschen meiner Meinung nach damit auch die meisten Probleme haben, ganz besonders, wenn der Tag schon fortgeschritten ist, man entscheidungsmüde ist und die Willenskraft nachlässt. (Ich verspreche, dass wir nachher auch noch zum Frühstück kommen.) Sobald Sie erst einmal die Grundlagen vorbereitet haben, ist die Zubereitung der Mahlzeit ein Klacks, denn das Muster für die Zusammenstellung ist einfach:

Grundlage + aromatische Sauce + proteinreiche Zutat nach Wahl.
Voilà – schon ist Ihre Mahlzeit fertig.

Hinweise zu den Rezepten

- In manchen Rezepten verwende ich teilweise spezielle Zutaten, wie beispielsweise Kokos Aminos. In den meisten Fällen können Sie aber auch auf Alternativ-Produkte zurückgreifen. Dies ist im jeweiligen Rezept vermerkt. Erklärungen zu besonderen Zutaten finden Sie hinten im Glossar.
- Dass Gemüse teilweise geschält, gewaschen oder geputzt werden muss, ist selbstverständlich und wird nicht immer extra erwähnt.
- In den Rezepten wird einheitlich die Tasse (eng. cup) als Maßeinheit verwendet. Dies entspricht einem Volumen von 240 ml.

Kohlenhydrat-Wechselkurs

Ich habe bei jedem Rezept ein Kohlenhydrat-»Preisschild« angefügt; Erklärung siehe Kohlenhydrat-Preisschilder (S. 112). Diese Legende hilft Ihnen beim Lesen der Etiketten:

Jede Portion enthält ½ Kohlenhydratportion

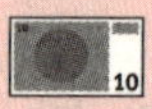

Jede Portion enthält 1 Kohlenhydratportion

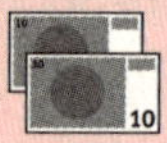

Jede Portion enthält 2 Kohlenhydratportionen

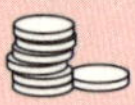
Jede Portion enthält eine vernachlässigbare Kohlenhydratmenge

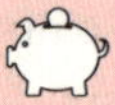
Jede Portion trägt ein »Preisetikett« für 0 Kohlenhydratportionen – ein Freifahrtschein!

Zucchininudeln (Zoodles) als Basis

Zucchininudeln (auch Zoodles, Zinguini oder spiralisierte Zucchini genannt) sind als Grundlage einfach toll, weil aromatische Saucen sehr gut an ihnen haften und weil sie in weniger als fünf Minuten fertig sind. Um die Zucchini in Spiralen zu schneiden, brauchen Sie einen Spiralschneider. Alternativ klappt das auch mit einem Sparschäler, man kann sie aber in einigen Lebensmittelläden auch fertig kaufen. Für eine Portion braucht man ungefähr zwei Zucchini (aber Sie dürfen gerne so viel essen, wie Ihr Herz begehrt). Ich mag die Zucchininudeln etwa 2 Minuten in etwas Olivenöl oder Ghee mit einer Prise Meersalz gedünstet, bevor ich die Sauce dazugebe; damit entstehen extra-al-dente »Nudeln«. (Dünsten Sie die Zucchini nicht zu lange, denn sie verlieren eine Menge Wasser beim Erhitzen und Sie wollen ja keine wässrige Pasta haben). An Kelp-Nudeln haften Saucen ebenso gut, aber meiner Ansicht nach sind sie nicht so vielseitig einsetzbar. Sie sind prima mit Tahinsauce und benötigen nur wenig bis gar keine Vorbereitung, was im Notfall natürlich ideal ist. Kombinieren Sie

Zoodles oder Kelp-Nudeln mit einer der vier Alleskönner-Saucen (S. 133) und 110 bis 170 Gramm einer proteinhaltigen Zutat wie pochiertem Hähnchen, Bio-Grillhähnchen, Wildlachs, zwei Eiern oder einem anderen eiweißhaltigen Lebensmittel Ihrer Wahl.

Blumenkohlreis und Kohlmix als Grundlage

Ebenso wie die Zoodles können Sie Blumenkohlreis oder würzigen Kohlmix vorbereiten und die Woche über als Basis verwenden. Dem Blumenkohlreis bin ich regelrecht verfallen und ich bin überzeugt, dass es Ihnen ebenso gehen wird, wenn Sie diese Varianten erst einmal zur Routine gemacht haben. Er ist wirklich supereinfach herzustellen, aber man kann ihn sogar fertig in manchen Supermärkten kaufen. Wenn Sie Blumenkohlreis frisch selber machen, hält er sich in einem luftdichten Behälter im Kühlschrank bis zu 4 Tage.

Würziger Kohlmix

» Ehrlich gesagt ist dieses Rezept eine Zufallsentdeckung, aber eine willkommene: Als ich im Jahr 2016 Rezepte für meine Website testete, hatte ich eine Menge Kohl übrig. Zuerst wusste ich nichts damit anzufangen, fand aber schnell heraus, dass er zu fast allem passt. Damit wird die rohe Gemüsemischung zu einem ultimativen Grundelement diverser Speisezusammenstellungen, und das ganz ohne Kochen: Alles, was Sie tun müssen, ist, die Mischung mit einer leckeren aromatischen Sauce, 110 bis 170 Gramm einer proteinhaltigen Zutat und ein paar Extras wie Sesam zu kombinieren. Der Kohlmix ist ohne Frage zur Mahlzeitengrundlage meiner Wahl geworden. (Hinweis: Wegen der Effizienz raspele ich meine Möhren und Serrano-Chilis zusammen in der Küchenmaschine, aber Sie können sie natürlich auch per Hand sehr fein hacken. Für weniger Schärfe entfernen Sie vorab Samen und Scheidewände der Chilis.) «

Ergibt etwa 10 Tassen; für 4–6 Portionen

1 Chinakohl (oder eine andere Kohlsorte), in dünne Scheiben geschnitten • 2 ungeschälte Möhren, gehackt oder geraspelt • 1 Serrano-Chili, gehackt oder geraspelt

- Den geschnittenen Kohl in eine große Schüssel geben. Möhren und Chili zusammen in der Küchenmaschine raspeln und ebenfalls in die Schüssel geben.
- Alles gründlich mischen und in einem luftdichten Behälter im Kühlschrank aufbewahren. So hält die Mischung sich bis zu 5 Tage.

Variante 1: Blumenkohlreis im Bibimbap-Stil

» Noch kein Blumenkohlreis-Fan? Dann seien Sie darauf vorbereitet, dass sich das jetzt ändern wird. Wenn Sie zerkleinertes Hähnchenfleisch zugeben wollen, dann zusammen mit den Frühlingszwiebeln. Alternativ sind gekochte Eier und Lachs darübergestreut sehr passend. «

Für 2–3 Portionen

»Reis«:
1 Blumenkohl, in kleine Röschen geteilt, oder 500 g gekaufter Blumenkohlreis • 3 EL natives Olivenöl extra • 2 EL Kokos Aminos • 2 EL brauner Reisessig • 5 Frühlingszwiebeln (nur das Weiße), gehackt (etwa ¼ Tasse, 30 g) • 1 Prise Meersalz

Bibimbap:
2–3 EL scharfes Sesamöl • 2–3 EL Sesam • ½ Möhre, in streichholzgroße Stifte geschnitten • ½ Tasse Kimchi (120 g)

- Die Blumenkohlröschen in der Küchenmaschine pulsierend mixen, bis die Stücke die Größe von Couscous haben. Es sollten etwa 2 Tassen voll werden.
- Das Olivenöl in einer Pfanne bei mittlerer bis großer Hitze erhitzen. Blumenkohl, Kokos Aminos und Essig zugeben und 3–5 Minuten dünsten, bis der Blumenkohl leicht zu bräunen beginnt. Frühlingszwiebeln und Salz nach Geschmack zugeben.
- In die gewünschten Portionen aufteilen und mit Sesamöl, Sesam, Möhren und Kimchi garnieren.

Kohlenhydrat-Wechselkurs: 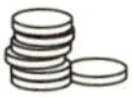

Variante 2: Blumenkohlreis im Mexi-Cali-Stil

» Diese Variante liebe ich mit zerzupftem Hähnchenfleisch zum Mittag- oder Abendessen. Aber ich habe sie auch schon als Frühstück mit Eiern ausprobiert und auch das hat mich nicht enttäuscht. Das Hähnchenfleisch geben Sie zusammen mit dem Limettensaft zu, doch gekochte Eier und Lachs passen ebenfalls gut. In Phase 2 können Sie auch eine Portion schwarze Bohnen zugeben. «

Für 2–3 Portionen

»Reis«:
1 Blumenkohl, in kleine Röschen geteilt, oder 500 g gekaufter Blumenkohlreis • 3 EL natives Olivenöl extra • 1 Tasse gehackter Rotkohl (ca. 110 g) • 5 Frühlingszwiebeln (nur das Weiße), gehackt (etwa ¼ Tasse, 30 g) • 1½ EL frisch gepresster Limettensaft • 1 Prise Meersalz

zum Garnieren:
½ Tasse Knoblauchcreme-Dressing (S. 137) • 1 Avocado, entsteint, geschält und gewürfelt • ½ Tasse Salsa • 1 TL geröstete und gesalzene Kürbiskerne (optional)

- Die Blumenkohlröschen in der Küchenmaschine pulsierend mixen, bis die Stücke die Größe von Couscous haben (es sollten etwa 2 Tassen voll sein).
- Das Olivenöl in einer Pfanne bei großer Hitze erhitzen. Blumenkohl, Rotkohl, Frühlingszwiebeln und Limettensaft dazugeben und 3–5 Minuten dünsten, bis der Blumenkohl leicht zu bräunen beginnt. Nach Geschmack salzen.
- In die gewünschten Portionen aufteilen und mit Knoblauchcreme-Dressing, Avocado, Salsa und Kürbiskernen garnieren.

Kohlenhydrat-Wechselkurs: 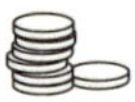

Variante 3: Blumenkohlreis im Curry-Stil

» Die Mischung aus kräftigen Gewürzen macht daraus ein wärmendes Wohlfühlessen, speziell für kalte Abende. «

Für 2–3 Portionen

»Reis«:
1 Blumenkohl, in kleine Röschen geteilt, oder 500 g gekaufter Blumenkohlreis • 2–3 EL Ghee • 1 Tasse Zuckererbsen • ½ Paprikaschote, in dünne Streifen geschnitten (ca. 80 g)

zum Garnieren:
¼ Tasse Currysauce (S. 136) • ¼ Tasse geröstete Cashewkerne

- Die Blumenkohlröschen in der Küchenmaschine pulsierend mixen, bis die Stücke die Größe von Couscous haben (es sollte etwa 2 Tassen ergeben).

- Das Ghee in einer Pfanne bei großer Hitze zerlassen. Den Blumenkohl hineingeben und 3–5 Minuten dünsten, bis er leicht zu bräunen beginnt. Dann Zuckererbsen und Paprika zugeben und 1 weitere Minute dünsten.
- In die gewünschten Portionen aufteilen und mit Currysauce und Cashewkernen garnieren.

Kohlenhydrat-Wechselkurs: 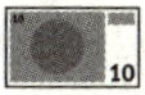

(für zwei Portionen)

Variante 4: Blumenkohlreis im Multitasking-Stil

» Ich stehe heute total auf Blumenkohl. Diese Grundlage benötigt den meisten Aufwand von allen vier Varianten, doch heraus kommt eine super vielseitige Sache, die für leckere Toppings geeignet ist. Sie kann als Pizzateig, für Tortillas und Tacos oder als alternative brotähnliche Basis für Avocado-»Toast« eingesetzt werden. Der Blumenkohl-Pizzateig ist unglaublich lecker mit der Veggie-Bolognese (S. 134) oder der Einfachen Pestosauce (S. 134), getoppt mit pochiertem Hähnchenfleisch und Röstpilzen (S. 160). Ich bin außerdem regelrecht besessen von den Blumenkohl-Tortillas zusammen mit dem Würzigen Kohlmix (S. 127) und Knoblauchcreme-Dressing (S. 137), dazu zerkleinertes Hähnchenfleisch oder Lachs. Tacos können Sie in Phase 1 noch mit ⅓ Tasse Quinoa (1 Kohlenhydratportion) und in Phase 2 mit ½ Tasse (ca. 90 g) schwarzen Bohnen (1 Kohlenhydratportion) ergänzen. «

Ergibt 6–8 Tortillas oder 1 großen Pizzateig; für 2–3 Portionen

1 Blumenkohl, in kleine Röschen geteilt, oder 500 g gekaufter Blumenkohlreis • 2 Eier • 1 Prise Meersalz • Chiliflocken und Nährhefe (für Pizzateig), optional • abgeriebene Schale von ½ Bio-Limette (für Tortillas und Toast), optional

- Den Ofen auf 190 °C vorheizen und ein Backblech mit Backpapier belegen.
- Die Blumenkohlröschen in der Küchenmaschine pulsierend mixen, bis die Stücke die Größe von Couscous haben (es sollten etwa 2 Tassen voll sein).
- Den Blumenkohlreis in ein Dämpfkörbchen geben und über kochendem Wasser im geschlossenen Topf 5 Minuten dämpfen, dann abkühlen lassen. Auf ein Käse- oder Musselintuch geben und so viel Wasser wie möglich ausdrücken (sonst bekommen Sie einen durchgeweichten Pizzateig oder durchgeweichte Tortillas).
- Den trockenen Blumenkohlreis in eine Schüssel geben. Eier, Salz und optionale Würzmittel (Chiliflocken, Nährhefe oder Limettenschale) unterrühren. Die Mischung auf dem vorbereiteten Backblech verteilen – in einen großen, flachen Fladen für Pizzateig oder in 6–8 kleinere Fladen für Tortillas und Toast.
- 8–10 Minuten backen, dann vorsichtig umdrehen und weitere 7–9 Minuten goldgelb backen.

Kohlenhydrat-Wechselkurs: 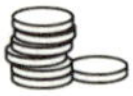

Alleskönner-Saucen

Manchmal reicht es, eine neue Sauce oder ein neues Dressing einzuführen, um einen ganz neuen Pepp in seinen Rotations-Speiseplan zu bekommen. Die folgenden Rezepte sind meine Geheimwaffen für gutes Essen, besonders, wenn die Zeit knapp ist, denn sie können in Sekundenschnelle aus gesundem, aber recht gewöhnlichem Essen wie purem Gemüse oder pochiertem Hähnchenfleisch unfassbar leckere Gerichte zaubern. Kräftige, vollfette, aromatische Saucen und Dressings sind der Schlüssel zu Gerichten, die Sie lieben werden. Das Beste daran: Die universell einsetzbaren Saucen passen zu den unterschiedlichsten Grundlagen und proteinreichen Zutaten und bieten damit viele Kombinationsmöglichkeiten für Ihre Mahlzeiten.

Tahinsauce

» Diese cremige Sauce ist köstlich zu Zoodles und Kelp-Nudeln mit gegartem Hähnchenfleisch oder einem Spiegelei. Ich liebe gerösteten Sesam und Frühlingszwiebeln als Topping. Ein Vorteil: Übriggebliebene Sauce ist ein toller Behelfs-Satay-Dip für Hähnchen. «

Ergibt ca. ¾ Tasse; für 3 Portionen

½ Tasse Tahin (ca. 110 g) • 2 Knoblauchzehen • 2,5 cm frischer Ingwer, geschält • 2 EL Kokos Aminos • 1 EL brauner Reisessig • 1 EL scharfes Sesamöl

- Alle Zutaten im Hochleistungsmixer glatt mixen.
- Die Sauce ist in einem luftdichten Behälter bis zu 1 Woche im Kühlschrank haltbar.

Kohlenhydrat-Wechselkurs:  pro ¼ Tasse Sauce

Einfache Pestosauce

» Diese Sauce gehört zu den vielseitigsten in dieser Zusammenstellung. Sie können sie für fast alle pikanten Gerichte verwenden, von Zoodles oder Kelp-Nudeln (mit Hähnchen und Tomatenscheiben) über Blumenkohlpizzaboden (S. 131) bis zu gebackenen Frittatamuffins (S. 147). Oder Sie genießen die einfache Sauce als Dip für Gemüsesticks. «

Ergibt etwa 1 Tasse; für 3–4 Portionen

2 Knoblauchzehen, gehackt • 1 EL Tahin • 60 g Basilikumblätter • abgeriebene Schale und Saft von ½ Bio-Zitrone • 75 g ungesalzene geröstete Pistazien • 125 ml natives Olivenöl extra • Meersalz

- Knoblauch, Tahin, Basilikum, Zitronenschale und Zitronensaft, Pistazien und Olivenöl im Hochleistungsmixer glatt pürieren. Mit Meersalz abschmecken.
- Die Sauce ist in einem luftdichten Behälter im Kühlschrank bis zu 1 Woche haltbar.

Kohlenhydrat-Wechselkurs: 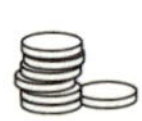

Veggie-Bolognese

» Zu diesem Rezept wurde ich von meiner lieben Freundin Laurel Gallucci von der Sweet Laurel Bakery inspiriert. Man kann kaum glauben, dass die Sauce frei von Milchprodukten ist, denn ihre Cremigkeit lässt anderes vermuten. Ihre Zubereitung ist etwas zeitaufwendiger als die der anderen Saucen, doch das ist es wert, glauben Sie mir. Außerdem ist die Menge so groß, dass Sie den Rest einfrieren können. Extratipp: Ich friere meine am liebsten in Silikon-Eiswürfelbehältern ein, an die man schnell herankommt und die fix aufgetaut sind. Ich liebe diese Bolognese auf Zoodles mit Hähnchen (oder mit gegartem Fleisch von grasgefüttertem Lamm), doch sie schmeckt auch prima auf dem Blumenkohlpizzateig als besonders herzhafte Tomatensauce. «

Ergibt 5½ Tassen; für 7 Portionen (ca. ¾ Tasse pro Portion)

125 ml natives Olivenöl extra • 1 Zwiebel, gehackt • 3 ungeschälte Möhren, gehackt • 2 große Lauchstangen (weiße und grüne Teile), gehackt • 2 Knoblauchzehen • 2 Portobellopilze, in Scheiben geschnitten (alternativ 5 Champignons oder Shiitake-Pilze) • 2 EL Apfelessig • 750 g Tomaten (Dose) • 1 TL Meersalz • ½ Tasse Pinienkerne (ca. 70 g)

- Das Olivenöl in einem Schmortopf oder einem schweren Topf bei mittlerer bis starker Hitze erhitzen.
- Zwiebeln, Möhren, Lauch, Knoblauch und Pilze hineingeben und 15 Minuten dünsten, bis die Zwiebeln zu karamellisieren beginnen. Essig und Tomaten dazugeben und weitere 10 Minuten unter ständigem Rühren dünsten. Mit Salz würzen.
- Die Sauce portionsweise in einem Hochleistungsmixer pürieren und in einen Behälter zum Aufbewahren füllen.
- Die Pinienkerne in die letzte Portion geben, die püriert werden soll und glatt mixen. Diese Portion ebenfalls in den Behälter füllen.
- Luftdicht verschließen und im Kühlschrank lagern. Dort ist sie bis zu 1 Woche haltbar. Oder in Eiswürfelbehälter geben und einfrieren. Hält sich dann bis zu 3 Monate.

Kohlenhydrat-Wechselkurs: 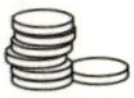

Schnelle Currysauce

» Diese üppige, duftende Sauce ist auf Zoodles oder Kelp-Nudeln perfekt (mit Hähnchen oder einer anderen proteinreichen Zutat) und wird noch besser, wenn man eine Handvoll gerösteter Cashewkerne darüberstreut. Auch auf Blumenkohlreis mit Zuckererbsen und Paprikastreifen schmeckt sie hervorragend. Ich mag sie extrascharf, aber wenn Sie nicht so gerne Feuer speien möchten, dann nehmen Sie einfach weniger Currypaste. «

Ergibt etwa ½ Tasse; für 2 Portionen

2 EL Ghee • 1 Knoblauchzehe, gehackt oder durchgepresst • 1 EL geriebener frischer Ingwer • 1 EL plus 1 TL rote Currypaste • 125 ml vollfette Kokosmilch • 1 EL frisch gepresster Limettensaft • 1 EL Fischsauce

- Ghee in einem Topf bei schwacher bis mittlerer Hitze zerlassen. Knoblauch, Ingwer und Currypaste hineingeben und 30 Sekunden rühren.
- Dann Kokosmilch, Limettensaft und Fischsauce dazugeben, Temperatur erhöhen und die Sauce zum Kochen bringen. 3–5 Minuten unter ständigem Rühren kochen, bis es duftet.
- Warm servieren oder in einem luftdichten Behälter im Kühlschrank bis zu 1 Woche aufbewahren.

Kohlenhydrat-Wechselkurs: 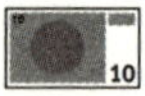

pro ¼ Tasse

Knoblauchcreme-Dressing

» Das einfachste Dressing überhaupt! Ich liebe Salat aus Würzigem Kohlmix (S. 127), diesem Dressing, pochiertem Hähnchenfleisch, Avocado- und Tomatenscheiben sowie gerösteten und gesalzenen Kürbiskernen. »Karam's Garlic Sauce (S. 84)« ist meine Lieblings-Würzsauce und mein bestgehütetes Geheimnis (bis eben noch jedenfalls), denn es schmeckt so wie das gute, alte Ranch-Dressing aus meiner Kindheit, ist aber ohne Milchprodukte. Es bildet die Grundlage vieler meiner Salatdressings und -marinaden und ich liebe es als Dip für Gemüsesticks. «

Ergibt etwa ½ Tasse; für 2 Portionen

⅓ Tasse Karam's Garlic Sauce (S. 84) • Frisch gepresster Saft von ½ Zitrone

- Garlic Sauce und Zitronensaft vermischen.
- Hält sich in einem verschlossenen Behälter im Kühlschrank bis zu 1 Woche.

Kohlenhydrat-Wechselkurs: 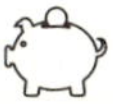

Chinesisches Hähnchensalat-Dressing

» Traditionelle chinesische Hähnchensalatdressings sind oft so mit Zucker überladen, dass sie fast wie ein Dessert schmecken. Diese hier schafft Süße auf ganz natürliche Weise, nur durch die Cashewkerne und Kokos Aminos. Ich empfehle dringend, dieses spritzig-scharfe Dressing mit dem Würzigem Kohlmix (S. 127), pochiertem Hähnchenfleisch oder Lachs, Avocadoscheiben, Frühlingszwiebelringen und geröstetem Sesam zusammen zu einem überragenden Salat zu mischen. «

Ergibt etwa ½ Tasse; für 2 Portionen

3 EL natives Olivenöl extra • 1½ EL brauner Reisessig • 1½ EL Kokos Aminos • 2 EL ungesüßte Cashewcreme • 1 TL scharfes geröstetes Sesamöl

- Alle Zutaten miteinander verrühren.
- In einem Glas oder einer Flasche im Kühlschrank aufbewahrt bis zu 1 Woche haltbar.

Kohlenhydrat-Wechselkurs:  pro ¼ Tasse

Scharfes Thai-Dressing

» Würzig, salzig, scharf – ich selbst liebe dieses Dressing mit dem Würzigen Kohlmix (S. 127), pochiertem Hähnchenfleisch oder Fisch, gerösteten Cashewkernen, Frühlingszwiebelringen und geröstetem Sesam. «

Ergibt etwa ½ Tasse; für 2 Portionen

abgeriebene Schale von ½ Bio-Limette • 60 ml Limettensaft • 2 EL Fischsauce • 1 EL brauner Reisessig • 1 EL Kokos Aminos • 1 EL scharfes Sesamöl

- Alle Zutaten miteinander verrühren.
- In einem Glas oder einer Flasche im Kühlschrank aufbewahrt bis zu 1 Woche haltbar.

Kohlenhydrat-Wechselkurs: 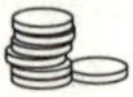

Kurkuma-Tahinsauce

» Während meiner Zeit in New York entdeckte ich einen himmlischen Rückzugsort in einem Ökocafé, versteckt in einem Yogastudio. Es nannte sich Jivamukti und man bekam da die Art von Essen, die man auch in einem Yogastudio erwarten würde. Das Kurkuma-Tahini allerdings war außergewöhnlich gut. Als ich wieder nach Los Angeles zurückging, vermisste ich diese Sauce so sehr, dass ich beschloss, meine eigene Version zusammenzurühren. «

Ergibt etwa ¾ Tasse; für 2–3 Portionen

½ Tasse Tahin (ca. 110 g) • 60 ml frisch gepresster Zitronensaft • 1 EL Kokos Aminos • 2 Knoblauchzehen • 1 TL gemahlene Kurkuma • ¼ TL Meersalz • ¼ TL Paprikapulver

- Alle Zutaten mit 1 EL Wasser in einem Hochleistungsmixer glattrühren.
- In einem Glas oder einer Flasche im Kühlschrank aufbewahrt bis zu 1 Woche haltbar.

Kohlenhydrat-Wechselkurs: 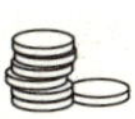

Zitronen-Kräuter-Vinaigrette

» Dies ist eine Hommage an einen meiner absoluten Lieblingssalate aus »The Sycamore Kitchen«, einem Restaurant in Los Angeles. Ich konnte dort leider nie jemanden dazu bringen, mir das Rezept zu verraten, doch dies ist meine eigene Version. Es ist nicht genau das Gleiche, kommt ihm aber schon sehr nahe. Ich mag dieses Dressing auf einem Salat italienischer Art (den ich am liebsten im Sycamore bestelle) aus Grünkohl, Weißkohl, Radicchio, Hähnchen, gerösteten Nüssen (die würzige Nussmischung (S. 152) passt hier hervorragend) und Tomaten. «

Ergibt etwa ⅓ Tasse; für 2 Portionen

frisch gepresster Saft von ½ Zitrone • 60 ml natives Olivenöl extra • 1 EL Apfelessig • 1 ½ Schalotten • Nadeln von 1 Rosmarinzweig • Blätter von 1 Thymianzweig • Meersalz • Pfeffer

- Zitronensaft, Olivenöl, Essig, Schalotten, Rosmarin und Thymian in einem Hochleistungsmixer glatt mixen. Mit Salz und Pfeffer abschmecken.
- In einem luftdicht geschlossenen Behälter im Kühlschrank aufbewahrt bis zu 1 Woche haltbar.

Kohlenhydrat-Wechselkurs: 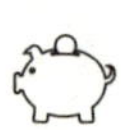

Kräftiges Apfelessig-Senf-Dressing

» Dieses Dressing passt besonders zu einem herbstlichen Salat mit einer proteinreichen Zutat und gerösteten Walnüssen. Auch Orangen-Rosmarin-Pekannüsse (S. 154) sind sehr lecker dazu. «

Ergibt etwa ⅓ Tasse; für 2 Portionen

6 EL natives Olivenöl extra • 2 EL Apfelessig • 2 EL körniger Senf • Nadeln von 1 Rosmarinzweig • Blätter von 1 Thymianzweig • 2 Sardellen (in Öl)

- Alle Zutaten in einem Hochleistungsmixer glatt mixen.
- In einem luftdicht geschlossenen Behälter im Kühlschrank aufbewahrt bis zu 3 Tage haltbar.

Kohlenhydrat-Wechselkurs: 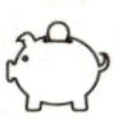

Knoblauch-Weißwein-Vinaigrette

» Dies ist ein Alltags-Familien-Liebling bei mir zu Hause. Die Vinaigrette schmeckt in einem simplen Salat ebenso wunderbar wie über Lachs geträufelt. «

Ergibt etwa ½ Tasse; für 2–3 Portionen

60 ml natives Olivenöl extra • 2 gehäufte EL »Majestic Garlic Spread« (siehe Vorratsschrank-Grundausstattung (S. 84)) • 2 EL Weißweinessig • 1 Prise Meersalz

- Alle Zutaten miteinander verrühren.
- In einem luftdichten Behälter im Kühlschrank aufbewahrt bis zu 1 Woche haltbar.

Kohlenhydrat-Wechselkurs: 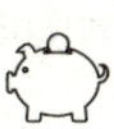

Protein-Zutat – Variation eines Klassikers

Pochiertes Hähnchen

» Gekocht kann das Hähnchenfleisch für Tacos zerzupft, kurz gebraten zu Zoodles, in Blumenkohlreis oder in ein Pfannengericht oder in einen lecker angemachten Salat gegeben werden. Diese Technik alter Schule lernte ich bei meiner geliebten Kochlehrerin Pamela Salzman aus L.A. und nutze sie fast jeden Samstag. (Hinweis: Auch frischer Knoblauch und Zwiebelwürfel passen hier, doch dies hier ist die Kinderleicht-Version, wie ich sie ich zu Hause mache.) «

Für 4 Portionen

4 Hühnerschenkel oder -brüste mit Haut und Knochen • 50 g Salz (zum Würzen des Wassers) • Knoblauchpulver • Zwiebelpulver

- Hähnchen mit Salz, ein paar Prisen Knoblauch- und Zwiebelpulver (siehe Hinweis) und so viel Wasser in einen Topf geben, dass es 2–3 cm hoch bedeckt ist.
- Das Wasser bei starker Hitze zum Kochen bringen, dann auf schwache Hitze reduzieren, Topf schließen und das Hähnchen etwa 25 Minuten kochen, bis das Fleisch durchgegart ist. (Ein Fleischthermometer muss eine Temperatur von 74 °C anzeigen und es muss klarer Saft austreten.)
- Hähnchen und Kochflüssigkeit etwa 25 Minuten abkühlen lassen. (Ich liebe gebratene Hähnchenhaut, bin aber auf pochierte nicht so scharf und entferne sie deshalb; aber das können Sie machen, wie Sie wollen.)
- Das Fleisch von den Knochen lösen und in einem luftdichten Gefäß im Kühlschrank aufbewahren. Dort ist es bis zu 1 Woche haltbar. (Auch die Pochierflüssigkeit können Sie auf diese Weise aufbewahren und in den nächsten paar Tagen als Brühe verwenden.)

Jetzt, wo alle notwendigen Bausteine zur Zusammenstellung wirklich befriedigender Gerichte für die ganze Woche bekannt sind, ist es Zeit darüber nachzudenken, wie man die Bausteine optimal und lecker zusammenfügt. Ich könnte jetzt ein ganzes Kapitel (oder drei oder vier) dafür verwenden, das Baukastensystem zu erklären, aber das könnte komplizierter wirken als nötig. Hier hilft eine Abbildung mehr als tausend Worte – weil das Schema *so* einfach ist. So sieht es aus.

Leckere Gerichte nach Lust und Laune zusammenstellen

»Nudel«-Bowl

Grundlage	Proteinreiche Zutat	Sauce/Dressing	Extras
Zoodles	110–170 g pochiertes Hähnchen oder Grillhähnchen	Tahinsauce (S. 133)	eine Prise Schärfe (scharfes Sesamöl, Chilis, gehackter Ingwer)
Kelp-Nudeln	110–170 g gegartes Fleisch von Pute oder Lamm	Einfache Pestosauce (S. 134)	geröstete Nüsse + Samen (Sesam, Cashewkerne, Pinienkerne)
	110–170 g gegarter Lachs oder Kabeljau	Veggie-Bolognese (S. 134)	Zwiebelgewächse (dünn geschnittene Frühlingszwiebelringe, Knoblauch, Schalotten, Schnittlauch)
	2 Eier	Schnelle Currysauce (S. 136)	frische Kräuter (Rosmarin, Thymian, Minze, Basilikum)

Würziger Kohlmix-Salat

Grundlage	Proteinhaltige Zutat	Sauce/Dressing	Extras
Würziger Kohlmix (S. 127)	110–170 g pochiertes Hähnchen oder Grillhähnchen	Knoblauchcreme-Dressing (S. 137)	eine Prise Schärfe (Ingwer, Cayennepfeffer, Paprikapulver, Kreuzkümmel, Chiliringe)
	110–170 g gegartes Fleisch von Pute, Lamm oder Bison	Chinesisches Hähnchensalat-Dressing (S. 137)	geröstete Nüsse + Samen (gerösteter Sesam, Cashewkerne)
	2 Eier		frische Kräuter (Koriander, Minze, Basilikum)
			sauer (Sauerkraut, Kimchi)
			cremig (Avocado)
			umami (Kokos Aminos, Nori, Furikake)

Blumenkohlreis-Bowl

Grundlage	Proteinhaltige Zutat	Sauce/Dressing	Extras
Blumenkohlreis (S. 127)	Mexi-Cali-Stil (S. 129): 110–170 g pochiertes Hähnchen oder Grillhähnchen	Knoblauchcreme-Dressing (S. 137)	eine Prise Schärfe (Ingwer, Cayennepfeffer, Paprikapulver, Kreuzkümmel, Chiliringe, Salsa)
	Bibimbap-Stil (S. 128): 110–170 g gegartes Fleisch von Pute, Lamm oder Bison	Kokos Aminos + Reisessig + scharfes Sesamöl	geröstete Nüsse + Samen (gesalzene und geröstete Kürbiskerne, gerösteter Sesam, Cashewkerne)
	110–170 g gegarter Lachs oder Kabeljau	Schnelle Currysauce (S. 136)	Zwiebelgewächse (dünn geschnittene Frühlingszwiebelringe, Knoblauch, Schalotten, Schnittlauch)
	2 Eier		frische Kräuter (Koriander, Minze, Basilikum)
			sauer (Sauerkraut, Kimchi)
			cremig (Avocado)
			umami (Kokos Aminos, Furikake)

Blumenkohlteig-Speise

Grundlage	Proteinhaltige Zutat	Sauce/Dressing	Extras
Blumenkohlteig (S. 131)	Pizza: 110–170 g pochiertes Hähnchen oder Grillhähnchen	Einfache Pestosauce (S. 134) oder Veggie-Bolognese (S. 134)	eine Prise Schärfe (Chiliflocken, Ingwer, Cayennepfeffer, Paprikapulver, Kreuzkümmel, Chiliringe, Salsa)
	Tacos: 110–170 g gegartes Fleisch von Pute, Lamm oder Bison	Knoblauchcreme-Dressing (S. 137)	geröstete Nüsse + Samen (geröstete Pinienkerne, Hanfsamen, geröstete und gesalzene Kürbiskerne)
	110–170 g gegarter Lachs oder Kabeljau		Zwiebelgewächse (dünn geschnittene Frühlingszwiebelringe, Knoblauch, Schalotten, Lauch)
	2 Eier		frische Kräuter (Basilikum, sonnengetrocknete Tomaten, Koriander)
			sauer (Limette, Sauerkraut, Kimchi)
			cremig (Avocado)

Der Kreativität freien Lauf lassen

Nun haben Sie ein Gefühl dafür bekommen, wie Sie eine leckere Mahlzeit aus einzelnen »Bausteinen« zusammenstellen, doch Sie müssen sich natürlich keineswegs streng an die Kombinationen halten, die ich Ihnen hier vorgestellt habe. Im Gegenteil: Ich möchte Sie dazu ermutigen, mit Blumenkohlreis, Zoodles und geröstetem Gemüse zu experimentieren und Ihre eigene Note beizusteuern. Dasselbe gilt für die Proteinquelle. Wenn Sie Pescetarier sind, dann lassen Sie das Hähnchen weg und experimentieren Sie mit Fisch und Meeresfrüchten. Die vorgestellten Mahlzeiten sind Vorlagen für Ihre Fantasie, damit Sie Ihre persönlichen Vorlieben und Ihren Geschmack einfließen lassen können.

Frühstück

All diese leckeren Frühstücke lassen sich gut vorab zubereiten, sodass Sie morgens keine oder kaum Zeit investieren müssen.

Gebackene Frittatamuffins

» Speziell für all die vielbeschäftigten Mütter, die morgens stark unter Zeitdruck stehen, habe ich dieses proteinreiche Rezept entwickelt, das sich gut vorbereiten lässt. Endlich aus dem Haus zu kommen ist für diese Mütter schon schwer genug, deshalb wollte ich ihnen etwas bieten, das sie schon vorab schnell zusammenwerfen können, was gut schmeckt und vielseitig ist. Diese Frittata-Muffins können mit einigen der anderen Rezepte in diesem Kapitel kombiniert werden, von der Einfachen Pestosauce (S. 134) über die Röstpilze (S. 160) bis zu den Rosenkohlchips (S. 155). «

Ergibt 12 Muffins; 4 Portionen

12 Eier • Meersalz und Pfeffer • 60 ml natives Ölivenöl extra • 3 Portobellopilze, gehackt (alternativ: Champignons oder Shiitake) • 1 Lauchstange (weißer und grüner Teil), gehackt • 1 weiße Zwiebel, gehackt

- Den Ofen auf 220 °C vorheizen. Eine Silikon- oder eine (mit Oliven- oder Avocadoöl) gefettete 12er-Blech-Muffinform vorbereiten.
- Die Eier in einer großen Schüssel verquirlen und mit Salz und Pfeffer würzen. Das Olivenöl in einer Pfanne erhitzen.
- Pilze, Lauch und Zwiebel hineingeben und unter gelegentlichem Rühren 9–11 Minuten braten, bis alle Flüssigkeit verdunstet und das Gemüse leicht gebräunt ist.
- Die Pilzmischung zu den Eiern geben und gründlich verrühren.

- Gleichmäßig auf die Mulden der Muffinform verteilen und 15–18 Minuten backen, bis ein hineingepikster Zahnstocher ohne Anhaftungen herausgezogen werden kann. (Hinweis: Ich empfehle, das Muffinblech auf ein Backblech zu stellen, um es leicht herausnehmen zu können und eventuell heruntertopfende Eiermasse aufzufangen.)
- In einem luftdichten Behälter im Kühlschrank aufbewahren. Dort sind die Muffins bis zu 4 Tage haltbar.

Kohlenhydrat-Wechselkurs: 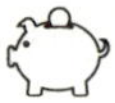

Himbeerriegel

» Ursprünglich machte ich mit diesen Riegeln ein Schichtdessert. Die übriggebliebenen Stückchen aß ich am nächsten Morgen zum Frühstück. Leider waren die Reste für ein ganzes Frühstück ein bisschen zu knapp und ein ganzer Riegel war zu süß am frühen Morgen, also wandelte ich das Rezept ab und reduzierte die Kohlenhydratmenge, sodass es sich nun auch für ein Frühstück eignete. Diese Version ist dermaßen gut – Sie können sich die leckeren Riegel öfter mal gönnen, nicht nur zu besonderen Gelegenheiten! (Hinweis: Flohsamenschalen sind ein wunderbarer geschmacksneutraler Ballaststoff, der sich als Verdickungsmittel zur Bindung der Himbeermischung eignet. Man bekommt sie in fast allen Bioläden, Reformhäusern und im Online-Handel. Flohsamenschalen sind in diesem Rezept nicht unbedingt nötig, aber sie sorgen dafür, dass die Masse besser zusammenhält.) «

Ergibt 6 Riegel; 6 Portionen

Teig:
100 g Mandel- oder Haselnussmehl • 100 g Kokosöl, zerlassen • 80 g Ahornsirup • 1 TL Vanilleextrakt • 1 Prise Meersalz

Füllung:
500 g frische Himbeeren • 2 EL Flohsamenschalen • ½ Bio-Zitrone, Schale und Saft

- Den Ofen auf 180°C vorheizen. Ein kleines flaches Backblech oder eine ofenfeste Form mit Backpapier auslegen (ich verwende ein 20 × 25 cm großes und 5 cm tiefes Blech).
- Mandel- bzw. Nussmehl, Kokosöl, Ahornsirup, Vanilleextrakt und Salz in der Küchenmaschine oder dem Hochleistungsmixer pulsierend mixen, bis eine dicke Paste entsteht. Die Mischung gleichmäßig auf dem vorbereiteten Blech oder in der Form verteilen.
- Himbeeren, Flohsamenschalen, Zitronensaft und die abgeriebene Schale der halben Zitrone in die Küchenmaschine oder den Mixer geben und mixen, bis die Masse cremig ist. Die Füllung auf dem Teig verteilen und mit einem Teigschaber glattstreichen. 25 Minuten backen.
- Blech bzw. Form aus dem Ofen nehmen, vollständig abkühlen lassen und im Kühlschrak ca. 30 Minuten fest werden lassen. Mit etwas übriger Zitronenschale garnieren und in 6 Riegel schneiden.
- In einem luftdichten Behälter im Kühlschrank bis zu 1 Woche haltbar.

Kohlenhydrat-Wechselkurs: 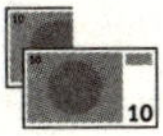

pro Riegel

Super-simpler Smoothie

» Dieser Drink ist ratzfatz zubereitet und schmeckt ein bisschen wie Kuchenteig – mein Lieblings-Frühstück an einem vollgepackten Tag! Ich rühre noch gerne 2 Löffel Vanille-Kollagen-Proteinpulver unter, man kann auch Hanfsamen oder Spirulina-Pulver verwenden, um den Drink mit Protein zu ergänzen. (Hinweis: Ich friere die Kokosmilch in einem Eiswürfelbehälter aus Silikon ein.) «

Für 1 Portion

120 ml Kokosmilch • 1 Medjol-Dattel, entsteint • ¼ TL Matcha • 1 Prise Meersalz

- Alle Zutaten mit 120 ml Wasser im Hochleistungsmixer cremig pürieren.

Kohlenhydrat-Wechselkurs: 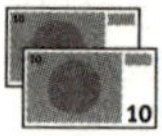

Chia-Samen-Pudding

» Er schmeckt lecker, belastet das Kohlenhydratkonto wenig – und was könnte besser sein als ein Frühstück, das sich selber zubereitet, während Sie schlafen? «

Für 1 Portion

1 Tasse (240 ml) vollfette Kokosmilch • 50 g Chia-Samen • 1 EL ungesüßtes Mandelmus • 1 TL Ahornsirup • ½ TL Vanilleetrakt • 1 Prise Zimt • 1 Prise Meersalz

- Alle Zutaten in einer Schüssel oder einem Einmachglas gründlich vermischen, sodass Mandelmus und Chia-Samen gleichmäßig verteilt sind.
- Abdecken und über Nacht in den Kühlschrank stellen.
- Im Kühlschrank hält sich der Pudding bis zu 3 Tage.

Kohlenhydrat-Wechselkurs: 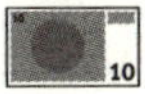

»Buttermilch«-Pfannkuchen

» Ja, okay, das hier ist nicht unbedingt ein Rezept, das man mal schnell so nebenbei macht. Aber diese Pfannkuchen sind dermaßen lecker und einfach perfekt für einen kuscheligen, faulen Sonntagmorgen. «

Ergibt 8–10 Stück (ca. 10 cm Durchmesser); 3 Portionen

1 Ei (Größe L) • 80 ml Kokosmilch • 1 EL Zitronensaft • 2 EL Kokosöl oder Ghee, zerlassen, plus etwas zum Backen • 150 g Mandel- oder Haselnussmehl • 60 g Tapiokastärke • ½ TL Backpulver • ½ TL Backnatron • ½ TL Meersalz

- Ei, Kokosmilch, Zitronensaft, Öl bzw. Ghee mit 60 ml Wasser verquirlen.
- Alle trockenen Zutaten in einer Schüssel mit einem Schneebesen vermischen. Dann die Ei-Kokos-Masse unterrühren und nach Bedarf noch etwas Wasser zugeben, wenn der Teig zu trocken wirkt.
- Eine Pfanne erhitzen und mit Kokosöl oder Ghee ausstreichen.
- Dann den Teig in mehreren Portionen je nach gewünschter Größe in die Pfanne geben. (Hinweis: Ich verwende ca. 3 EL Teig für einen Fladen.) Die Pfannkuchen etwa 2 Minuten backen, bis auf der Ober-

fläche Bläschen entstehen. Wenden und 1 weitere Minute backen, bis die Pfannkuchen goldbraun sind. Mit dem restlichen Teig ebenso verfahren.

- Vor dem Servieren können Sie die Pfannkuchen noch mit Ghee, Nussmus oder Zimt toppen.

Kohlenhydrat-Wechselkurs: 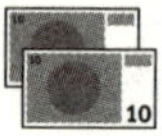 für 3 Pfannkuchen

Vielseitige Snacks

Snacken hat nicht gerade den besten Ruf, denn wenn die Willenskraft schwindet, endet das meistens mit süßen oder salzigen Kohlenhydratbomben. Snacks haben aber auch ihren berechtigten Platz im Speiseplan, denn sie helfen, den Appetit im Griff zu behalten, halten den Blutzuckerspiegel und somit das Energieniveau stabil und verhindern Heißhungerattacken. Vergessen Sie also Ihr schlechtes Gewissen, wenn es um Zwischenmahlzeiten geht, und lassen Sie sich diese leckeren Kleinigkeiten schmecken.

Würzige Nussmischung

» Einfache, ungesalzene Nüsse sind ehrlicherweise überhaupt nichts für mich, aber geröstet und gewürzt finde ich Nüsse köstlich. Diese aromatisch gewürzte Nuss-Samen-Mischung ist einfach toll zum Snacken und eine wunderbare Ergänzung zu Blumenkohlreis im Mexi-Cali-Stil (S. 129). Stellen Sie die Nussmischung ganz nach Ihrem Geschmack zusammen oder nehmen Sie alternativ einfach nur Ihre Lieblings-Sorte. «

Ergibt 1 Tasse; 4 Portionen

35 g Pekannüsse • 35 g Walnüsse • 50 g Kürbiskerne • 1 EL natives Olivenöl extra • 1 TL Knoblauchpulver • 1 TL Zwiebelpulver • ½ TL Paprikapulver • ¼ TL Cayennepfeffer • ¼ TL Meersalz • außerdem etwas Paprikapulver zum Garnieren

- Den Ofen auf 180°C vorheizen und ein Backblech mit Backpapier auslegen.
- Nüsse und Kürbiskerne auf dem Backblech mit dem Öl und den Gewürzen vermischen.
- 12–15 Minuten goldgelb backen, dabei einmal wenden.
- Mit etwas Paprikapulver nach Geschmack bestreuen.
- In einem luftdicht geschlossenen Behälter im Kühlschrank bis zu 1 Woche haltbar.

Kohlenhydrat-Wechselkurs: 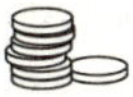

Ahornsirup-Sesam-Cashewkerne

» Als ich auf der Suche nach einem Snack war, der sowohl etwas süß als auch etwas salzig ist, bin ich auf diese Cashewkerne gestoßen. Sie schmecken ein bisschen wie die dünne Sesamsüßigkeit »Pasteli«, nach der ich als Kind so verrückt war. «

Ergibt 1 Tasse; 4 Portionen

150 g Cashewkerne • 2 EL Kokos Aminos • 1 EL Kokosöl, zerlassen • 2 TL Ahornsirup • 1 TL Kokoszucker • ½ TL Vanilleextrakt • ¼ TL Meersalz • 1 EL ungesüßte Kokosraspel • 1 EL Sesam

- Den Ofen auf 180°C vorheizen und ein Backblech mit Backpapier auslegen.

- Die Cashewkerne auf dem Backblech mit Kokos Aminos, Kokosöl, Ahornsirup, Kokoszucker, Vanilleextrakt und Salz vermischen. Mit Kokosraspeln und Sesam bestreuen.
- 12–15 Minuten goldgelb backen, dabei einmal wenden.
- In einem luftdicht geschlossenen Behälter im Kühlschrank bis zu 1 Woche haltbar.

Kohlenhydrat-Wechselkurs: 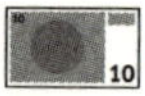

pro ¼ Tasse

Orangen-Rosmarin-Pekannüsse

» Für mich schmecken diese Pekannüsse nach Herbst: warm, gehaltvoll und würzig. Sie sind ein tolles Topping für Salate, ganz besonders mit dem kräftigen Apfelessig-Senf-Dressing (S. 141). Ich persönlich nutze für dieses Rezept liebend gerne Blutorangen, aber man kann auch jede andere Orangensorte nehmen. «

Ergibt 1 Tasse; 4 Portionen

100 g Pekannüsse • Saft von 1 kleinen Orange • 1 EL Kokosöl, zerlassen • Nadeln von 2 Rosmarinzweigen • Blätter von 2 Thymianzweigen • ½ TL gemahlener Kreuzkümmel • ¼ TL Meersalz • abgeriebene Schale von 1 kleinen Bio-Orange plus etwas zum Garnieren

- Den Ofen auf 180°C vorheizen und ein Backblech mit Backpapier auslegen.
- Die Nüsse auf dem Backblech mit Orangensaft, Kokosöl, Rosmarin, Thymian, Kreuzkümmel und Salz 12–15 Minuten goldgelb backen, dabei einmal wenden.
- Mit etwas abgeriebener Orangenschale nach Geschmack bestreuen.

- In einem luftdicht geschlossenen Behälter im Kühlschrank bis zu 1 Woche haltbar.

Kohlenhydrat-Wechselkurs:  pro ¼ Tasse

Rosenkohlchips

» Diese Chips sind genauso würzig-pikant und knusprig wie normale Chips, aber ohne den hohen Kohlenhydratgehalt. Man braucht für das Rezept 250 g Rosenkohl, verwendet aber nur die äußeren Blätter, weil sie viel besser knusprig werden als die zarteren inneren. Die inneren Blätter müssen Sie natürlich nicht wegwerfen, sie passen gebraten hervorragend zu Omeletts und in gebackene Frittata-Muffins (S. 147). Oder Sie streuen sie als Topping auf Blumenkohlreis-Bowls. «

Ergibt 1 Tasse; 2 Portionen

äußere Blätter von 250 g Rosenkohl (etwa 12 Stück) • 3–4 EL natives Olivenöl extra • 1 Prise Meersalz • 1 TL Knoblauchpulver • 1 TL Zwiebelpulver

- Den Ofen auf 180°C vorheizen und ein Backblech mit Backpapier auslegen.
- Die Rosenkohlblätter auf dem Backblech mit Olivenöl und den Gewürzen vermischen. 15 Minuten goldgelb backen, dabei einmal wenden.
- Das Blech aus dem Ofen nehmen und die Chips vollständig abkühlen lassen.
- In einem luftdicht geschlossenen Behälter im Kühlschrank bis zu 3 Tage haltbar.

Kohlenhydrat-Wechselkurs: 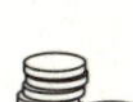

Schoko-Orangen-Energiebällchen

» Energiebällchen sind einfach toll, wenn man riesiges Aroma handlich und transportabel verpacken möchte. Diese Version schmeckt wie Schoko-Orangen-Trüffel, aber nicht ganz so süß. «

Ergibt 10 kleine Häppchen; 5 Portionen

50 g Pekannüsse • 6 Medjool-Datteln, entsteint • 2 ½ EL ungesüßtes rohes Kakaopulver • abgeriebene Schale von ½ Bio-Orange • ⅛ TL Meersalz

- Alle Zutaten im Mixer oder in der Küchenmaschine glatt pürieren. Aus der Mischung mit den Händen 10 Bällchen von 2–3 cm Durchmesser formen.
- 30 Minuten kühl stellen, bis die Bällchen fest sind.
- In einem luftdicht geschlossenen Behälter im Kühlschrank bis zu 1 Woche haltbar.

Kohlenhydrat-Wechselkurs: 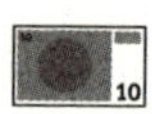

pro Bällchen

Zitronen-Mohn-Bällchen

» Süß, spritzig und frisch: Diese Bällchen schmecken wie der Teig für Zitronen-Mohn-Kekse. Doch anders als der Teig sind sie wirklich gesund. Auch als ein schnelles Frühstück zum Mitnehmen sind sie gut geeignet. «

Für 10 kleine Bällchen; 5 Portionen

75 g Cashewkerne • 6 Medjool-Datteln, entsteint • 2 TL Mohnsamen • 1 TL abgeriebene Schale von 1 Bio-Zitrone • Saft von ½ Zitrone • 1 TL Vanilleextrakt • ⅛ TL Meersalz

- Alle Zutaten im Mixer oder in der Küchenmaschine glatt pürieren.
- Aus der Mischung mit den Händen 10 Bällchen von 2–3 cm Durchmesser formen.
- 30 Minuten kühl stellen, bis die Bällchen fest sind.
- In einem luftdicht geschlossenen Behälter im Kühlschrank bis zu 1 Woche haltbar.

Kohlenhydrat-Wechselkurs: 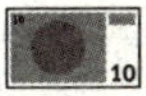

pro Bällchen

Würzsaucen und Dips

Die Wirkung eines aromatischen Dips oder einer würzigen Sauce auf ein Gericht sollten Sie auf keinen Fall unterschätzen. Sie werten alles Mögliche auf, von rohem Gemüse bis zu einfach zubereiteten proteinhaltigen Zutaten und Bowls.

Scharfer Avocadodip

» Diese frische, nussige Variante der Guacamole ist perfekt zum Dippen von Möhren-, Gurken- und Paprikasticks. Und auf einem Blumenkohltortilla-Taco einfach göttlich! «

Ergibt ca. ¾ Tasse; 3–4 Portionen

½ Avocado, entsteint und geschält • 60 ml natives Olivenöl extra • 1 Schwarzkohlblatt • 1 Knoblauchzehe • 1 Schalotte • 40 g Pistazien, geröstet und gesalzen • ½ Serrano-Chili • frisch gepresster Saft von 1 Limette • gemahlener Kreuzkümmel

- Alle Zutaten bis auf den Kreuzkümmel im Hochleistungsmixer glatt mixen, dann mit Kreuzkümmel abschmecken.
- Sofort servieren oder in einem luftdicht geschlossenen Behälter im Kühlschrank bis zu 3 Tage aufbewahren.

Kohlenhydrat-Wechselkurs: 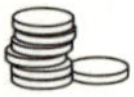

Oliventapenade

» Natürlich können Sie Oliventapenade heutzutage in fast jedem Lebensmittelgeschäft kaufen. Aber glauben Sie mir: Neben dieser frischen, spritzigen Version verblasst jede gekaufte. Sie passt zu Gemüsesticks, ist ein tolles Würzmittel für Wraps und eine leckere Sauce zu Fisch und Gemüse. «

Ergibt ca. ⅓ Tasse; 2–3 Portionen

50 g gemischte Oliven, entsteint • 1 Sardelle in Öl, in Stücke geschnitten • 1 Knoblauchzehe, gehackt • 2 EL natives Olivenöl extra • ½ TL Dijon-Senf • 1 EL Pinienkerne

- Alle Zutaten im Hochleistungsmixer glatt pürieren.
- In einem luftdicht geschlossenen Behälter im Kühlschrank bis zu 2 Wochen haltbar.

Kohlenhydrat-Wechselkurs: 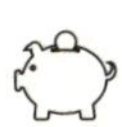

Beilagen

Diese Beilagen können gut vorab vorbereitet werden und schmecken auch einfach als Snack oder zusammen mit einer proteinreichen Zutat zum Mittag- oder Abendessen.

Röstpilze

» Diese Pilze sind schon alleine megawürzig und lecker, sie sind aber auch vielseitig verwendbar in einer Frittata oder auf einem Blumenkohl-Pizzateig (S. 131). Anstelle von Portobello- können Sie auch Shiitake-Pilze oder Champignons (in entsprechender Menge) verwenden. «

Für 2–3 Portionen

2 Portobellopilze, Stiele und Lamellen entfernt, in 1 cm dicke Scheiben geschnitten • 1 Lauchstange (weiße und grüne Teile), in Ringe geschnitten • 60 ml Olivenöl • Nadeln von 1 Rosmarinzweig • Blättchen von 1 Thymianzweig • 1 Prise Meersalz

- Den Ofen auf 200°C vorheizen und ein Backblech mit Backpapier belegen.
- Pilze und Lauch auf dem Backblech mit Olivenöl, Rosmarin, Thymian und Salz vermischen.
- 15–20 Minuten im Backofen rösten, dabei einmal wenden.
- Warm servieren oder für eine Frittata aufbewahren.
- In einem luftdicht geschlossenen Behälter im Kühlschrank bis zu 1 Woche haltbar.

Kohlenhydrat-Wechselkurs: 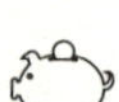

Gerösteter Sesam-Ingwer-Rosenkohl

» Dieser aromareiche Rosenkohl ist die perfekte Beilage zu allen Arten von Proteinquellen. Er schmeckt auch kleingehackt in der Frittata. «

Für 3–4 Portionen

500 g Rosenkohl, geputzt und halbiert • 2 EL natives Olivenöl extra • 2 EL Kokos Aminos • 1 Knoblauchzehe, gehackt • 3,5 cm Ingwer, geschält und gerieben (ca. 1 TL) • 1 Prise Meersalz • 1 Prise Paprikaflocken • 1 EL geröstete Sesamsamen • 1 Spritzer scharfes geröstetes Sesamöl

- Den Ofen auf 200°C vorheizen und ein Backblech mit Backpapier belegen.
- Rosenkohl, Olivenöl, Kokos Aminos, Knoblauch, Ingwer, Salz und Paprikaflocken in einer Schüssel miteinander vermischen. Den marinierten Rosenkohl auf dem Backblech verteilen und das übrige Öl darüberträufeln.
- 15–20 Minuten goldgelb rösten, dabei einmal wenden. Mit Sesam und Sesamöl bestreuen und beträufeln.

Kohlenhydrat-Wechselkurs: 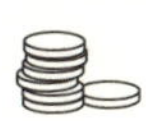

Gegrillter Sesam-Spargel

» Dies ist ein sehr einfaches Gericht – und so unglaublich lecker! Es eignet sich sowohl als Beilage zur Hauptmahlzeit als auch als Snack. Reste können Sie in die Gebackenen Fritattamuffins (S. 147) packen. «

Für 3–4 Portionen

500 g grüner Spargel, Enden abgeschnitten • 3 EL natives Olivenöl extra • 1 EL brauner Reisessig • 1 EL Kokos Aminos • 1 EL gerösteter Sesam • scharfes Sesamöl • Meersalz und Pfeffer

- Den Ofengrill vorheizen und ein Backblech mit Backpapier belegen.
- Spargel, Olivenöl, Essig und Kokos Aminos in einer Schüssel gründlich vermengen. Den marinierten Spargel auf dem Backblech verteilen, sodass sich die einzelnen Stangen nicht berühren. Die übrige Ölmischung darüberträufeln.
- 15 Minuten grillen, nach der Hälfte der Zeit einmal wenden.
- Warm mit Sesam, Sesamöl, Salz und Pfeffer bestreut servieren.

Kohlenhydrat-Wechselkurs: 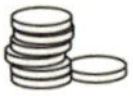

Blumenkohl-»Popcorn«

» Es passiert etwas Wunderbares, wenn sich die gerösteten Blumenkohlröschen mit dem passenden Aroma verbinden. Ich weiß nicht, warum, aber die Röschen schmecken dann ein bisschen wie Popcorn. Dieses antioxidantienreiche Gericht funktioniert auch mit Kurkuma als Gewürz sehr gut. «

Für 3–4 Portionen

1 Blumenkohl, in kleine Röschen geschnitten • 60 ml natives Olivenöl extra • 60 ml Apfelessig • ½ TL Knoblauchpulver • ½ TL Zwiebelpulver • 1 Prise gemahlener Kreuzkümmel • 1 Prise Meersalz

- Den Ofen auf 220°C vorheizen und ein Backblech mit Backpapier belegen.
- Blumenkohl, Olivenöl, Essig, Gewürze und Salz in einer Schüssel gründlich vermischen. Die Blumenkohlröschen auf dem Backblech verteilen, sodass sie sich nicht berühren. Die übrige Ölmischung darüberträufeln.
- 25 Minuten goldgelb rösten, dabei einmal wenden. Dann genießen.

Kohlenhydrat-Wechselkurs: 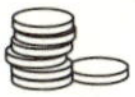

Süßkartoffel-Ringelpommes

» Nachdem ich festgestellt hatte, dass sich mein Spiralisierer dafür eignet, Ringelpommes (»Curly Fries«) zu machen, war mein Leben nicht mehr dasselbe. Durch das Schneiden in Spiralen benötigt man nur die halbe Backzeit, was bei Zeitdruck natürlich Gold wert ist. Und dann schmecken diese Pommes auch noch göttlich. (Hinweis: Zum Spiralisieren sollte man den dicksten Aufsatz verwenden. Für den besten Effekt nutze ich den Spiralisieraufsatz meines Pürierstabs.) «

Für 2 Portionen

1 ungeschälte Süßkartoffel • 2 EL natives Olivenöl extra • 3 EL Apfelessig • ½ TL Knoblauchpulver • ½ TL Zwiebelpulver • 1 Prise gemahlener Kreuzkümmel • 1 Prise Meersalz

- Den Ofen auf 200°C vorheizen und ein Backblech mit Backpapier belegen.
- Süßkartoffel-Spiralen, Olivenöl, Essig, Knoblauch- und Zwiebelpulver, Kreuzkümmel und Meersalz in einer Schüssel gründlich vermischen. Auf dem Backblech gleichmäßig so verteilen, dass sich die Spiralen nicht häufen. Die übrige Ölmischung darüberträufeln.
- 20 Minuten rösten, bis die Sprialen schön knusprig sind, bei Bedarf einmal wenden. (Sie sind als klassische Pommes geformt, also ohne Spiralisierer, dauert das Rösten etwa 40 Minuten.)

Kohlenhydrat-Wechselkurs: 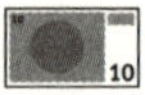

pro Portion (Süßkartoffel-Hälfte)

Nicht zu süße Süßigkeiten

Einfache Schokosauce

» Wenn die Schokolust nicht mehr zu bändigen ist, sollte man diese Sauce zum Träufeln und Dippen zur Hand haben. Ich liebe sie auf gerösteten Nüssen und frischen Himbeeren. (Hinweis: Die Backschokolade ist im Online-Handel erhältlich.) «

Für 2 Portionen

50 g ungesüßte Backschokolade (100 % Kakaogehalt) • 1 EL Ahornsirup • 1 Prise Meersalz

- Die Schokolade und den Ahornsirup zusammen über einem Wasserbad schmelzen. So lange rühren, bis die Mischung ganz glatt ist.
- Mit Salz nach Geschmack würzen.
- Von der Platte nehmen und über das gewünschte Gericht träufeln oder zum Dippen verwenden.

Kohlenhydrat-Wechselkurs: 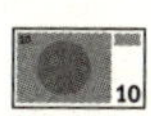

Bitte denken Sie auch daran, die Zutaten mitzubewerten, über die Sie die Sauce träufeln (z. B. Obst)

Schoko-Avocado-Pudding im Andie-Eva-Stil

» Andie Yamagami, eine Freundin aus meiner Heimatstadt, ist zufällig die Besitzerin von San Franziscos Clean-Food-Mekka »As Quoted«. Ich hatte das große Glück, dass sie für mich, speziell für dieses Buch, eine einfache und doch fantastisch aromatische Süßspeise kreierte. Am Rande: Kurz nachdem mir Andie dieses Rezept geschickt hatte, brachte sie ihr zweites Kind, Eva, zur Welt, daher der Name des Rezepts. Probieren Sie es auch mit darübergestreuten Kokosraspeln oder gerösteten Nüssen, um verschiedene Konsistenzen zu kombinieren. «

Für 4 Portionen

2 reife Avocados, entsteint, geschält und in Stücke geschnitten • 120 ml ungesüßter Nussdrink (wie Mandel-, Cashew- oder Hanfdrink) • 20 g Kakaopulver • 100 g Ahornsirup • ½ TL Vanilleextrakt • 1 Prise Meersalz

- Alle Zutaten im Hochleistungsmixer oder in der Küchenmaschine glatt pürieren.
- Die Masse auf 4 Schälchen verteilen und mindestens 2 Stunden kühl stellen.
- Im Kühlschrank in einem luftdichten Behälter bis zu 3 Tage haltbar.

Kohlenhydrat-Wechselkurs: 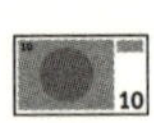

Cashewdrink

» Nussdrinks selber zu machen, klingt erst einmal nach einem Riesenaufwand, doch nichts liegt ferner. Ich mache sie nach diesem Rezept, wann immer es mir möglich ist, denn ich persönlich finde den selbstgemachten Drink viel cremiger als die gekauften Sorten, fast wie Vollmilch. Außerdem enthalten viele gekaufte Nussdrinks Zusatzstoffe wie Stabilisatoren und Verdickungsmittel, die ich wenn möglich meiden möchte. Die Vanille trägt genau die richtige Süße bei, ohne zusätzliche Zuckerzugabe. (Hinweis: Ich persönlich nutze gefiltertes Wasser, aber man kann natürlich auch normales Wasser verwenden.) «

Ergibt etwa 2 ½ Tassen

150 g Cashewkerne • 480 g Wasser • ¼ TL Vanilleextrakt • 1 Prise Meersalz • ¼ TL Zimt

- Vorbereitung: Die Cashewkerne in eine Schüssel geben und mit kaltem Wasser (ca. 2,5 cm hoch) bedecken. Bei Zimmertemperatur über Nacht, mindestens aber 8 Stunden quellen lassen. Dann die Cashewkerne abgießen und gründlich abspülen.
- Die Cashewkerne zusammen mit dem Wasser in den Hochleistungsmixer geben und mixen, bis alles fein gemahlen ist.
- Die Mischung über einer Schüssel oder einem Krug durch einen Nussmilchbeutel oder ein Käsetuch ausdrücken. Die festen Bestandteile wegwerfen. Vanilleextrakt, Salz und Zimt einrühren.
- Sofort genießen oder abgedeckt im Kühlschrank bis zu 3 Tage aufbewahren.

Kohlenhydrat-Wechselkurs: 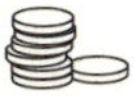

Das Puzzle fertig zusammengesetzt

Sollten Sie sich jetzt etwas überfordert fühlen, kann ich Ihnen keinen Vorwurf machen – und Sie sich selbst auch nicht. Schließlich habe ich Ihnen auch eine ganze Menge Infos und Rezepte vor die Nase gesetzt. Doch hier die Quintessenz: Leckere, befriedigende, gesunde Mahlzeiten zuzubereiten, ist nicht so eine große Sache, wenn Sie sich gut wappnen, indem Sie einzelne wichtige Zutaten vorab vorbereiten. Nutzen Sie am besten die in diesem Kapitel gemachten Vorschläge als Richtschnur. Nun können Sie Ihre guten Vorsätze in Taten umsetzen, indem Sie die Puzzleteile zusammenfügen und einen Wochenplan zusammenstellen.

Hier habe ich Ihnen einen Beispiel-Plan mit vier Kohlenhydratportionen am Tag erstellt – der u. a. zum Abnehmen geeignet ist. (Wenn Sie dagegen Ihr Gewicht stabil halten wollen, brauchen sie sechs Kohlenhydratportionen täglich, das heißt, Sie können beispielsweise eine weitere Portion (Süß-)Kartoffeln und ein paar Stücke dunkler Schokolade essen). Sie müssen sich nicht übermäßig streng an die Vorgaben halten. Das alles ist nur ein Beispiel, das Sie in die richtige Richtung dirigieren soll.

Wochen-Speiseplan

	Frühstück	Snack	Mittagessen	Snack	Abendessen
Montag	Himbeerriegel (S. 148) *1½ Kohlenhydrat-portionen*	Rosenkohlchips (S. 155)	Würziger Kohlmix (S. 127) mit Knoblauchcreme-Dressing (S. 137) und Tomaten oder Salsa, ½ Avocado und 110–170 g einer proteinreichen Zutat, dazu Süßkartoffel-Ringelpommes (S. 164) *1 Kohlenhydratportion*	Orangen-Rosmarin-Pekannüsse (S. 154) *½ Kohlenhydratportion*	Blumenkohlreis im Mexi-Cali-Stil (S. 129) mit Knoblauch-creme-Dressing (S. 137) und 110–170 g einer proteinreichen Zutat Dessert: Einfache Schoko-sauce (S. 165) auf 30–40 g gerösteten Nüssen *1 Kohlenhydratportion*
Dienstag	Gebackene Frittata-muffins (S. 147) mit Einfacher Pestosauce (S. 134) plus 125 g Himbeeren *1 Kohlenhydratportion*	Scharfer Avocadodip (S. 158) mit Gemüse-sticks	Würziger Kohlmix (S. 127) mit Chinesischem Hähnchensalat-Dressing (S. 137), dazu ¼ Avocado, Schalottenringe, gerösteter Sesam und 110–170 g einer proteinreichen Zutat *1 Kohlenhydratportion*	Schoko-Orangen-Energiebällchen (S. 156) *2 Kohlenhydratportionen*	Blumenkohlreis im Bibimbap-Stil (S. 128) und 110–170 g einer proteinreichen Zutat
Mittwoch	Supersimpler Smoothie (S. 150) *2 Kohlenhydratportionen*	Würzige Nüsse (S. 152)	Blumenkohltortillas (S. 131) mit Würzigem Kohlmix (S. 127) und Knoblauchcreme-Dressing (S. 137), dazu Tomaten oder Salsa, ¼ Avocado, ⅓ Tasse Quinoa und 110–170 g einer proteinreichen Zutat *1 Kohlenhydratportion*	Schoko-Avocado-Pudding (S. 166) *1 Kohlenhydratportion*	Kelp-Nudeln mit Sesam-Tahin-Sauce, dazu gerösteter Sesam und 110–170 g einer proteinreichen Zutat

	Frühstück	Snack	Mittagessen	Snack	Abendessen
Donnerstag	Chia-Samen-Pudding (S. 150) *1 Kohlenhydratportion*	Cashewdrink (S. 167) mit 75 g Heidelbeeren *1 Kohlenhydratportion*	Zoodles (S. 126) mit Einfacher Pestosauce (S. 134) und 110–170 g einer proteinreichen Zutat	½ Avocado mit 1 Prise Meersalz	Gegrillter Sesam-Spargel (S. 162) und 110–170 g einer proteinreichen Zutat Dessert: Ahornsirup-Sesam-Cashewkerne (S. 153) mit Einfacher Schokosauce (S. 165) *2 Kohlenhydratportionen*
Freitag	Cashewdrink (S. 167) mit Gebackenen Frittata-Muffins (S. 147)	Ahornsirup-Sesam-Cashewkerne (S. 153) *1 Kohlenhydratportion*	Würziger Kohlmix (S. 127) mit Chinesischem Hähnchensalat-Dressing (S. 137), dazu ¼ Avocado, Schalottenringe, gerösteter Sesam und 110–170 g einer proteinreichen Zutat	Zitronen-Mohn-Bällchen (S. 157) *2 Kohlenhydratportionen*	Zoodles (S. 126) mit Schneller Currysauce (S. 136), dazu Cashewkerne und 110–170 g einer proteinreichen Zutat *1 Kohlenhydratportion*
Samstag	Gebackene Frittata-Muffins (S. 147) mit Zitronen-Mohn-Bällchen (S. 157) *2 Kohlenhydratportionen*	Oliventapenade (S. 159) mit Gemüsesticks	Gerösteter Sesam-Ingwer-Rosenkohl (S. 161), dazu ⅓ Tasse Quinoa und 110–170 g einer proteinreichen Zutat *1 Kohlenhydratportion*	Blumenkohl-»Popcorn« (S. 163)	Zoodles (S. 126) mit Veggie-Bolognese (S. 134) und 110–170 g einer proteinreichen Zutat, dazu Süßkartoffel-Ringelpommes (S. 164) *1 Kohlenhydratportion*
Sonntag	»Buttermilch«-Pfannkuchen (S. 151) mit Ghee oder ungesüßtem Nussmus, bestreut mit Zimt *2 Kohlenhydratportionen*	Cashewdrink (S. 167)	Würziger Kohlmix (S. 127) mit Scharfem Thai-Dressing (S. 138), gerösteten Cashewkernen, Schalottenringen und geröstetem Sesam, dazu 110–170 g einer proteinreichen Zutat	Scharfer Avocadodip (S. 158) mit Gemüsesticks	Röstpilze (S. 160) mit Rosenkohlchips (S. 155), dazu ⅓ Tasse Quinoa und 110–170 g einer proteinreichen Zutat *2 Kohlenhydratportionen*

Wie Sie vielleicht schon bemerkt haben, setzt der Plan genau dort an, wo die meisten Pläne versagen – und zwar im wirklichen Leben. Wegen der eingebauten Flexibilität können Sie sicher sein, dass diese kohlenhydratsparende modifizierte Paleo-Methode für Sie in Ihrem Alltag auch wirklich funktioniert. Wenn Sie Zutaten schon vorab zubereiten, sorgen Sie für eine gesunde Ernährung für die ganze Woche vor. Damit können Sie Ihre Willenskraft für solche Anlässe aufsparen, in denen Sie sie wirklich brauchen. In der Zwischenzeit nehmen Ihnen die Strategien, die in diesem Kapitel beschrieben werden, die Grübelei darüber ab, was Sie täglich essen sollen. Als Folge werden Sie Ihre Hormonspiegel wieder in einen gesunden Zustand versetzen und Ihre Fähigkeit, Hunger- und Sättigungsgefühle zu erkennen, wieder schärfen. Sie werden nicht nur Ihrem zukünftigen Ich damit einen großen Gefallen tun, sondern sich auch unmittelbar ausgeglichener (und weniger aufgewühlt) fühlen. Auf diesem Weg wird Ihre Ernährung flexibler und zufriedenstellend für Sie sein und Ihr Verhältnis zum Essen verbessert sich ganz natürlich.

8 Halten Sie die Magie am Leben

Ebenso wie im Schlafzimmer kann es – um ehrlich zu sein – auch im Esszimmer irgendwann ein bisschen eintönig werden. Doch Routinen sind im heutigen Leben nahezu unabdingbar, besonders wenn es um körperliches Training, um Schlaf und um Kindererziehung geht. Doch sobald es sich um Leidenschaft in der Beziehung oder ähnliche Dinge dreht, kann die hundertprozentige Berechenbarkeit ein wahrer Stimmungskiller sein. Denn natürlich ist es nicht besonders reizvoll, jedes Mal schon *ganz genau* zu wissen, was als Nächstes kommt. Doch das ist eine fast naturgegebene Regel im Verlauf von Beziehungen, oder? Während der Beginn noch aufregend und explosiv wie ein Feuerwerk ist, richten wir es uns im Laufe der Zeit gemütlich ein und beschäftigen uns mit anderen Dingen. Der Aufwand, den es benötigen würde, die Beziehung frisch zu halten, wird möglichst gering gehalten.

Auch in der Beziehung zu unserer Ernährung gibt es ein Äquivalent zu den gemütlichen grauen Plüschpantoffeln und der klassischen Missionarsstellung im Dunkeln. Dieses Äquivalent sieht so aus: jeden Tag das Gleiche zu essen, Essen nur als reinen Brennstoff zu verstehen und nicht allzu viele Gedanken daran zu verschwenden, dem Essen einen tollen Geschmack zu verleihen. Natürlich schleichen sich Routinen beim Essen ein, genauso wie in Liebesbeziehungen. Um wieder auf eine aufregendere, verlockendere Spur zu kommen, müssen wir den Bann der ewigen Eintönigkeit brechen.

Ich spreche aus reichhaltiger persönlicher Erfahrung, denn ich bin ein echtes Gewohnheitstier und habe mich schon an etlichen Lieblingsgerichten leid gegessen, weil ich es damit übertrieben habe. Die Sache ist die: Auch die köstlichsten Dinge verlieren, wenn wir sie Tag für Tag ohne jegliche Variation essen, ihre befriedigende Wirkung. Das liegt daran, dass solche Gewohnheiten nicht nur unsere Geschmacksknospen zu langweilen beginnen, sie fordern uns auch gewissenmaßen dazu heraus, die Gedanken während des Essens abschweifen zu lassen, wie wenn wir auf Autopilot fahren. Wissenschaftler sprechen bei diesem Phänomen – der mentalen Abkopplung durch das immer Gleiche – von »Neural priming«. Im Deutschen spricht man auch vom Priming-Effekt. Das bedeutet mehr oder weniger, dass Teile unseres Gehirns (darunter auch unser hochgeschätzter präfrontaler Cortex, PFC) bei der Einführung neuer Dinge aufmerksam sind und wir so etwas denken wie »Oh, hallo, wer bist *du* denn?«. Mit anderen Worten: Wir stellen uns auf das Neue ein (was auch immer es sein mag) und nehmen Notiz davon. Das *Priming* greift dann, wenn wir diese Sache immer und immer wieder sehen, beispielsweise immer den gleichen Salat essen. Einst noch aufmerksam und aktiv, denkt man nun: »Ach, du schon wieder, komm halt rein.«

Der PFC reagiert in der Tat besonders sensibel auf Wiederholung bzw. auf Neues. Dazu gibt es bereits recht viele Untersuchungen, unter anderem mithilfe von Hirnszintigraphien. Ein wissenschaftlicher Beitrag, der 2003 im Fachmagazin »Nature Reviews Neuroscience« erschien, zeigt auf, was jeder kennt, der sich schon mal durch einen staubtrockenen Text oder andere monotone Lektüre quälen musste: Das Gehirn reagiert auf sich wiederholende Reize mit verringerter neuronaler Aktivität und auf vergleichbare neue Stimuli mit entsprechend größerer Aktivität und Aufmerksamkeit. Diese natürliche Veranlagung kann zu unserem Vorteil sein (und ist es auch oft), besonders wenn es darum geht, Fähigkeiten zu erwerben, die nicht besonders viel Denkleistung oder ungeteilte Aufmerksamkeit benötigen. Doch auf unser *gegenwärtiges Essen* wollen wir ja gerade gut eingestimmt sein, denn dem Essen die gebührende Aufmerksamkeit zu schenken, ist ein wesentlicher Faktor, der es so befriedigend macht. Kurz und gut: Wenn wir bewusste Entscheidungen bezüglich unserer Ernährung treffen und die Aufmerksamkeit des PFC erhalten wollen (und dabei auch weiterhin genießen wollen), dann sollten wir ihn nicht der Langeweile aussetzen. Um das zu erreichen, müssen wir Möglichkeiten finden, immer wieder etwas Neues auszuprobieren.

Natürlich ist es am einfachsten, in der Komfortzone zu verharren, indem man an den guten alten Gewohnheiten, den immer gleichen Lebensmitteln, Zubereitungsmethoden und Geschmacksrichtungen festhält. Das ist uns vertraut und fühlt sich gut an. Doch wenn das Vertraute zu Monotonie wird, kann das dazu führen, dass Sie von Ihren guten Vorsätzen abweichen. Genauso wie Eintönigkeit in der Liebesbeziehung dazu führen kann, sich anderweitig umzusehen, kann es auch mit Ihren Ernährungsgewohnheiten passieren. Keine dieser Beziehungen ist damit automatisch todgeweiht, aber es ist ein Zeichen, dass etwas fehlt. Doch es gibt keine Veranlassung für eine 180-Grad-Wende. Stattdessen drehen Sie einfach aktiv an ein paar kleinen Rädchen, um Ihre derzeitige Beziehung aufzufrischen. Ich meine damit nicht, dass Sie Ihre Routinen völlig aufgeben sollen – Routinen sind gut! Es geht darum, Ihre Mahlzeiten gewinnend und befriedigend zu halten und die Routine nicht chronisch werden zu lassen. Ja, es erfordert etwas Aufwand, die Flamme am Lodern zu halten – aber nicht so viel, wie Sie jetzt vielleicht denken. Es gibt einige gut umsetzbare Strategien dafür, Ihr Verhältnis zum Essen frisch zu halten.

Lassen Sie sich von der Saison leiten

Wie schnell ist man von all den Rezepten und den vielen Mahlzeiten-Möglichkeiten überfordert, die es da draußen so gibt (ich sage nur: Entscheidungsmüdigkeit). Das Geheimnis besteht darin, das Feld enger zu stecken und das »Was soll ich bloß Essen«-Rätsel zu umgehen. Eine gute Möglichkeit bietet der örtliche Bauernmarkt, auf dem Sie sich von den Angeboten der Saison leiten lassen können. Zudem werden Sie mit maximalem Geschmack belohnt, denn saisonales Gemüse hat seinen natürlichen Reifezeitpunkt erreicht. Kaufen Sie also Rosenkohl und Wurzelgemüse (wie Pastinaken und Steckrüben) im Herbst, Kohl im Winter, Artischocken und Spargel im Frühling und Tomaten und Gurken im Sommer. Wenn Sie etwas entdecken, was Sie zuvor noch nie probiert haben (wie beispielsweise Topinambur oder Pastinaken), dann fragen Sie einfach direkt am Verkaufsstand nach der bestmöglichen Zubereitung. Wochenmarkt-Verkäufer haben meistens die besten Insidertipps. Halten Sie auch Ausschau nach Hybridgemüse wie Broccoflower (eine Kreuzung aus Brokkoli und Blumenkohl, Kalettes (eine Kreuzung aus Rosenkohl und Wirsing oder Brokkolini (eine Mischung aus Brokkoli und chinesischem Brokkoli). In diesen Gemüsesorten sind sensorische und Nährwert-Charakteristika beider Pflanzen vereint.

Optimieren Sie die Aromen

Sie müssen das Rad nicht neu erfinden. Aus der Essensroutine auszubrechen, muss nicht mehr bedeuten als eine aromenoptimierte Auswahl zu treffen. Das geht schon, indem Sie beispielsweise einen neuen Essig für Ihr Salatdressing nehmen. Wenn Sie zum Beispiel normalerweise auf Weißweinessig schwören, probieren Sie mal Apfel-, Rotwein- oder Champagneressig. Dasselbe gilt für Öle. Olivenöl ist sehr lecker und extrem vielseitig, doch andere gesunde Öle wie Sesam-, Walnuss- und Avocadoöl können ganz neue, ungeahnte Geschmackskomponenten beisteuern. Die Zugabe von Zitronenschale zu Salaten, Bowls, Fisch oder Hähnchen ist ebenfalls eine ganz einfache Methode, die altbekannten Gerichte aufzupeppen.

Haben Sie keine Scheu, über den Tellerrand zu schauen und zu experimentieren. Sind Sie den Schoko-Avocado-Pudding (S. 166) leid? Geben Sie einen Hauch Chilipulver oder etwas Pfefferminzextrakt dazu – und schon haben Sie etwas völlig Neues auf dem Tisch. Wenn Sie Ihren Supermarkt wie Ihre Westentasche kennen, verfallen Sie leicht in eine Routine, indem Sie die immer gleichen Dinge kaufen. Bringen Sie ein bisschen Pepp rein, indem Sie sich in japanischen, chinesischen, persischen, indischen, türkischen oder anderen Läden umsehen – und so die Palette leckerer Zutaten erweitern.

Spielen Sie mit Zubereitungsweisen

Die Zubereitungsart kann bei bestimmten Lebensmitteln den Geschmack wesentlich beeinflussen. Haben Sie keine Lust auf Rohkost-Gemüsesticks? Dann versuchen Sie es stattdessen mit Blanchieren – dies verändert Geschmack und Textur ein wenig. Langweilt Sie das ewige pochierte oder gegrillte Hähnchenfleisch? Dann versuchen Sie es mit Schmoren. Sie können sich auch aus den sicheren Gefilden wegbewegen, indem Sie Ihr Lieblingsrezept abwandeln. Lieben Sie zum Beispiel die Himbeerriegel (S. 148) so sehr, dass Sie sie schon mit geschlossenen Augen hinbekommen würden? Dann probieren Sie sie stattdessen jetzt mal mit Heidelbeeren und Orangenschale. Wunderbar! Obwohl Pesto-Zoodles und die Blumenkohlboden-Pizza mit rohen Cherrytomaten unfassbar lecker schmecken, können geschmorte Cherrytomaten mit etwas Balsamicoessig eine neue, aufregende Geschmacknote beisteuern. Das gilt auch für das Schmoren von Zitrusfrüchten (wie Zitronen, Orangen und Limetten), wodurch die natürliche Süße betont und die Säure etwas reduziert wird. Damit bringen Sie eine gewisse Tiefe in Vinaigrettes, Dips und proteinreiche Zutaten wie gegrillten Fisch oder Grillhähnchen. Hin und wieder einen Kochkurs zu besuchen, kann ebenso dabei helfen, die eigenen Ideen sprudeln zu lassen.

Fügen Sie umami zu

Eines meiner Mantras beim Testen von Rezepten lautet: »Im Zweifel hilft umami«. Umami gilt im Allgemeinen als die fünfte Geschmacksrichtung (neben süß, sauer, salzig und bitter). Der heute häufig gebrauchte Begriff beschreibt eine erdige, würzige Aromarichtung, die oft mit gekochtem Fleisch, gereiftem Käse, Pilzen, Sojasauce und Miso assoziiert wird. Dieses Aroma hat seinen Ursprung in der natürlich vorkommenden Aminosäure Glutamat, die den Geschmack von Speisen verstärkt. Je mehr Glutamat ein Lebensmittel enthält, desto aromatischer ist es. Deshalb basiert die traditionelle japanische Brühe Dashi auf Kombu – getrockneten Algen, die voller Glutamat stecken. Im Westen ist es dagegen üblich, zur Geschmacksverstärkung weniger gesunde Formen von Glutamat (wie Mononatriumglutamat) einzusetzen. Glücklicherweise gibt es aber auch bei uns eine Menge gut erhältlicher gesunder Glutamatquellen, darunter Pilze und fermentierte Lebensmittel wie Sauerkraut, Kimchi, Fischsauce und Kokos Aminos. Aus diesem Grund tauchen diese Zutaten in meinen Rezepten so häufig auf. Außerdem ist es wissenschaftlich bewiesen, dass mit umami versetzte Speisen das Essen befriedigender machen.

Experimentieren Sie mit Konsistenzen

Stellen Sie sich eine leckere Guacamole-Bowl vor: Die weichen, cremigen Avocadostücke, die saftigen Tomatenwürfel, die scharf-würzigen Zwiebel- und Chiliwürfel. Und nun malen Sie sich aus, was passiert, wenn Sie alle Zutaten zusammen in den Mixer geben und so lange pürieren, bis sie einen dickflüssigen Smoothie ergeben. Nicht ganz so appetitlich, oder? Theoretisch sind es noch immer dieselben Zutaten und Aromen, wo ist also das Problem? Für die meisten ist Brei mit Babynahrung assoziiert. Zudem besteht der sensorische Reiz beim Essen längst nicht nur im Geschmack, sondern auch in der Textur. Fakt ist: Homogene Speisen ohne wirkliche Abwechslung in der Textur sind nicht allzu aufregend – sowohl für unsere Geschmacksknospen als auch für unser Gehirn. Dafür gibt es sogar einen wissenschaftlichen Begriff: »dynamischer Kontrast«. Der Begriff bedeutet, dass Speisen, die verschiedene sensorische Eigenschaften haben, ein attraktiveres, aufregenderes und mehr Aufmerksamkeit erregendes Esserlebnis bieten. Ich will Ihnen sicher nicht die Molekularküche ans Herz legen, die mit seltsamen Schäumchen und flüssigem Stickstoff und was auch immer experimentiert. Ich empfehle Ihnen aber, Konsistenzen zu kombinieren, um Ihre Sinne bei Laune zu halten. Indem Sie mit der Textur spielen, machen Sie aus einem vertrauten Gericht etwas prickelnd Neues. Sie könnten zum Beispiel etwas Knuspriges mit etwas Ultraweichem kombinieren, indem Sie den Schoko-Avocado-Pudding mit gerösteten Kokosraspeln bestreuen oder in cremige Dips Sesam oder geröstete Pistazien einrühren. Genauso können Sie saftige, adstringierende mit zarteren Zutaten zusammenbringen (indem Sie zum Beispiel den gerösteten Auberginen eine Handvoll Granatapfelkerne zufügen) und damit den Sinnesreiz glatt verdoppeln.

Verkuppeln Sie überraschende Zutaten

So, wie manchmal zwei Menschen füreinander bestimmt zu sein scheinen, so drängen sich auch manche Aromenkombinationen derart auf, das sie eigentlich zusammen verkauft werden sollten, wie zum Beispiel Tomate und Basilikum. Dagegen gibt es auch weniger offensichtliche Paarungen, die sich dann aber als grandios kompatibel herausstellen. Ob es jetzt daran liegt, dass sie synergistisch oder aber komplementär zueinander sind oder ob sie es schaffen, das Beste voneinander herauszuholen – interessante Aromenkombinationen haben das Zeug dazu, einen echten Wow-Effekt in Ihren Speiseplan zu zaubern. Im Folgenden stelle ich Ihnen meine Lieblings-Paare vor.

Sauerkraut + Avocado: Gegensätze ziehen sich an, heißt es, und was könnte unterschiedlicher sein als diese beiden Zutaten – und doch bilden Sie ein perfektes Paar. Irgendwo zwischen der zarten, weichen Avocado und dem scharfen, würzigen Kraut entsteht eine Magie. Eine halbe Avocado getoppt mit extrasaurem Sauerkraut ist einer meiner Lieblingssnacks.

Schokolade + Kardamom: Dieses Schokoladen-Chili-Ding ist zweifelsohne lecker, aber auch keine wirklich neue Entdeckung. Für eine würzige Schoko-Kombination bringen Sie doch auch mal dunkle Schokolade oder die Einfache Schokosauce (S. 165) mit Kardamom zusammen. Das bringt eine komplexere, warme, leicht zitrusartige Note hinein.

Kabocha-Kürbis + Colatura: Während meiner Zeit in New York hatte ich mich irgendwann dank der vielen regelmäßigen Besuche in meinem japanischen Lieblingsrestaurants an dem Kabocha-Kürbis regelrecht leidgegessen. Weil ich diesen Kürbis einfach so sehr liebte, aß ich ihn so oft, dass es irgendwann zu viel wurde und ich ihn jahrelang nicht mehr bestellte. Doch kürzlich habe ich in einem Restaurant in Los Angeles ein Gericht mit diesem Kürbis entdeckt – und wissen Sie was: Er schmeckte nicht nur unfassbar gut, sondern auch irgendwie anders. Er hatte einen intensiven, mir unbekannten Geschmack. Als ich die Kellnerin fragte, verriet sie mir das Geheimnis: Colatura. Bei meiner anschließenden Internetrecherche fand ich heraus, dass es sich bei dieser Zutat um den Saft aus fermentierten Sardellen handelt. Seitdem gehört die Sauce Colatura zu meinen Basis-Würzmitteln.

Kimchi + geröstetes Nussmus: Ich gestehe: Kimchi liebe ich so sehr, dass ich es direkt aus dem Glas esse. (Kimchi ist fermentierter eingelegter Chinakohl oder anderes Gemüse und somit die koreanische Variante unseres Sauerkrauts.) Wird es kombiniert mit geröstetem Nussmus (Mandel- oder Cashewmus oder was Sie mögen), passiert damit etwas Wunderbares. Auf diese Kombination wurde ich vor einigen Jahren bei einem Workshop mit einer Fermentationsexpertin aufmerksam. Anfangs war ich skeptisch, wie alle anderen Zuhörer auch, doch mit ihrem vertrauensvollen Lächeln und ihrer Hartnäckigkeit weckte sie meine Neugierde. Meine Güte, diese Frau ist ein echtes Aroma-Genie! Das Nussmus milderte das feurige Temperament des essigscharfen Kimchi auf genau die richtige Weise und steuerte dazu noch ein gewisses Extra bei, von dem ich bisher noch gar nicht gewusst hatte, dass ich es brauche. Ich denke, dass es mit gerösteten Nüssen ebenso funktionieren würde. Probieren Sie es doch mal aus!

Das Aromarad

Jetzt, da Sie einen Blick auf die Vorlieben meiner Geschmacksknospen geworfen haben, ist es an der Zeit, dass Sie selbst die Paare entdecken, die auf Ihrer persönlichen Aromapalette das Sagen haben. Sehen Sie sich das Aromarad an. Es illustriert kontrastierende und komplementäre Geschmacksrichtungen. Dann werden Sie kreativ, indem Sie zwei oder drei Aromen kombinieren, von denen *Sie* denken, dass sie harmonieren. Wenn Sie normalerweise geröstete Nüsse und ein Stückchen Obst als Snack dabeihaben, dann experimentieren Sie vielleicht mit einem süß-umami-salzigen Snack aus Gojibeeren, Noristreifen und gesalzenen gerösteten Nüssen. Wenn Sie Ihr üblicher Salat nicht mehr vom Hocker reißt, dann peppen Sie ihn vielleicht auf mit einem sauer-umami-scharfen Dressing aus Dijonsenf, einem Spritzer Kokos Aminos und geriebenem Ingwer und geben gehackten Raddichio oder geraspelten Rosenkohl (bitter) dazu. Die Möglichkeiten sind endlos, was besonders nützlich ist, wenn Ihre Mahlzeiten etwas zu vorhersehbar geworden sind.

Sicherlich wird es mal passieren, dass Sie danebengreifen (wie es mir ging, als ich geröstete Nüsse mit Wasabi, Kokos Aminos und Kokosöl kombiniert habe – ungelogen das Schlimmste, was ich jemals probiert habe). Doch solange Sie es gar nicht erst ausprobieren, werden Sie es nicht wissen.

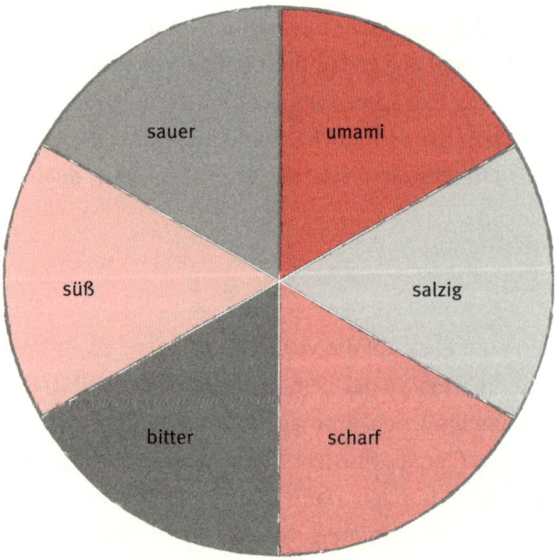

Beispiele aus dem Ernährungstherapieplan

süß

- Ahornsirup
- Datteln
- getrocknete Maulbeeren
- Vanilleextrakt
- Granatapfelkerne

umami

- Kokos Aminos
- Nori-/Furikake-Algen
- Fischsauce/Colatura
- Pilze
- karamellisierte Zwiebeln

salzig

- Oliven
- Sardellen
- Kapern
- eingelegtes Gemüse
- Peperoncini

scharf

- Ingwer
- Knoblauch
- Basilikum
- Chilis
- Zimt
- Nelken
- Kreuzkümmel

bitter

- sehr dunkle Schokolade
- Kaffee
- Meerrettich
- Radieschen
- Koriander

- Kohl/Rosenkohl
- Rucola/Radicchio

sauer
- Zitronen/Limetten
- Grapefruits
- Senf
- Sauerkraut/Kimchi
- Essig (Apfel-, Balsamico-, Weißwein-, brauner Reisessig etc.)
- Kokoskefir/Kokoswasserkefir
- Kombucha

Treiben Sie es bunt

Es gibt nichts Besseres als einen Teller voller Speisen in lebendigen Farben, die die Sinne erfreuen. Sie müssen es nicht im Andy-Warhol-Stil popartmäßig auf die Spitze treiben, doch nutzen Sie Farben wann immer möglich, um Ihr Essen aufzuwerten. Statt des ewigen weißen Blumenkohls nehmen Sie mal gelben. Verwenden Sie statt der üblichen Süßkartoffeln mal lilafarbene oder Möhren in allen Farben des Regenbogens statt der üblichen orangefarbenen.

Einmal sah ich eine Verkäuferin in einem Klamottenladen, die das gleiche Kleid trug, das ich auch besitze. Doch ihres sah irgendwie anders und besser aus. Eine Zeitlang hatte ich dieses Kleid ständig getragen, aber irgendwann wurde es mir zu viel und ich verbannte es in den hintersten Winkel des Kleiderschranks. Dann stellte ich fest, dass diese Frau ihr Kleid andersherum trug (oder hatte ich *meines* falsch herum getragen?). Egal wie, sie hat die Möglichkeiten des Kleids ganz neu interpretiert. Als ich nach Hause kam, probierte ich sofort mein Kleid auf diese Weise an und es war wie ein komplett neues Kleidungstück. Stellen Sie sich die Ratschläge aus diesem Kapitel übertragen auf Ihr Essen als eine Neuinterpretation Ihres bereits vorhandenen Outfits vor.

Zusammenfassend möchte ich noch eines sagen: Ich bin der festen Überzeugung, dass Essen sowohl Nahrung ist als auch eine wesentliche Quelle der Freude und des Genusses. Und es verdient absolut beides zu sein. Das Ziel ist also, nicht nur bessere und vernünftigere Entscheidungen zu treffen, sondern das Essen auch mit allen Sinnen genießen zu können. Das ist außerdem absolut notwendig, um die Sache langfristig erfolgreich zu halten. Tatsächlich bestehen gesunde Beziehungen nicht nur aus ersten Dates und aufregendem Sex. Es geht dabei auch um das Abgleichen von Zeitplänen, um Kompromisse und um Arbeitsteilung. Deshalb ist es so enorm wichtig, Bemühungen darin zu investieren, das Alltägliche freudvoll und frisch zu halten.

9 Fehltritte und Ausrutscher – und wie Sie damit umgehen …

Auch in den besten Beziehungen passieren mal richtig blöde Dinge, die man seinem Partner (begründet) verzeihen muss oder bei denen man sich für sein Missverhalten entschuldigen muss, sodass beide die Beziehung weiterführen können. Diese große Hürde zu nehmen ist selbstverständlich alles andere als einfach, aber die Alternative – nämlich permanente passive Aggressivität, Anspannung und eiskalte Distanz – ist noch viel weniger wünschenswert. Das gilt auch für unser Verhältnis zum Essen. Der Unterschied ist nur, dass wir unseren Liebsten zwar nachsehen, dass sie keine perfekten Menschen sind, uns selbst diesen Gefallen meistens jedoch nicht tun, ganz besonders in Bezug auf die Ernährung. Statt unsere erste Enttäuschung zu akzeptieren und dann beiseitezuschieben, wenn wir mal von unseren durchdachten Ernährungsplänen abgewichen sind, machen wir uns übel gelaunt mit negativen Gedanken das Leben schwer und beschimpfen uns selbst, so nach dem Motto: »So ein Mist! Du bist sowas von armselig! Das musste ja passieren, das passiert schließlich immer. Du bist echt das Letzte.« Doch wie wir schon vom »Was-soll's-Effekt« wissen, fühlt sich diese feindselige Herangehensweise nicht nur schlimm an, sondern rächt sich auch, indem sie einen Fortschritt nahezu unmöglich macht. Stattdessen geraten wir in die Schamspirale, in der wir dann stecken bleiben. Kleiner Hinweis an Ihr Selbst: Das kann ebenso passieren, wenn Sie feststellen, dass Ihr Abnehmerfolg entgegen den Erwartungen stagniert oder wenn Sie Ihren Fortschritt oder Ihre Bemühungen mit denen anderer Menschen vergleichen. Diese Vergleichsspielchen führen meist dazu, sich ganz elendig zu fühlen.

Ich kenne das, ich habe es selbst durchgemacht. Dazu muss ich sagen, dass ich nicht etwa Modelqualitäten habe und es durchaus Tage gibt, an denen ich von meinem Körper nicht gerade begeistert bin. Doch meistens fühle ich mich (auch nackt) ganz hübsch. Aber es gibt auch Ausnahmen, wie beispielsweise bei der Begegnung mit dem Supermodel, von der ich hier kurz erzählen möchte: In der Zeit, als ich gerade nach Los Angeles gezogen war und das Badezimmer meiner Wohnung noch nicht fertig renoviert war, duschte ich regelmäßig im Fitnessstudio. Das war völlig okay bis zu dem Zeitpunkt, als gleichzeitig mit mir ein Supermodel aus der Dusche trat, und zwar direkt gegenüber einer Spiegelwand. Um es klar zu machen: Ich spreche nicht von einer Person, die aufgrund ihrer Attraktivität ein Supermodel sein *könnte*, ich spreche von einem tatsächlichen bekannten Supermodel (den Namen lasse ich hier unerwähnt). Da waren wir also, mein nackter Körper und ihr nackter Supermodel-Körper, Seite an Seite. Und obwohl ich gerade ein Workout absolviert hatte und mich ziemlich gut fühlte, ging es mir auf einmal beim Blick in den Spiegel und dem darauffolgenden Vergleich nicht mehr so gut. Um wieder klarzukommen, musste ich dann erst einmal bewusst meinen gedanklichen Pausenknopf drücken. Ich erinnerte mich selbst daran, dass diese Frau (von Beruf) ein Supermodel ist, sie also ihr ganzes Leben quasi nur danach ausrichtet, wunderschön, trainiert und schlank zu sein, und dass dies nicht dem »Normalzustand« entspricht. Außerdem machte ich mir bewusst, dass ihre Schönheit meine eigene nicht weniger real machte. Wir waren einfach verschiedene Menschen mit verschiedenen Körpern. Ehrlich gesagt werde ich, sollte so eine Situation noch einmal vorkommen, mir wieder diese aufmunternden Worte sagen müssen. Wir alle neigen dazu, uns hin und wieder mit anderen zu vergleichen (insbesondere mit scheinbar schöneren, schlankeren, reicheren, gesünderen, schlaueren, erfolgreicheren, besseren Menschen) – doch damit tun wir uns keinen Gefallen.

Bis zu diesem Punkt haben Sie die Gelegenheit gehabt, sich mit all den persönlichen Hemmnissen vertraut zu machen, die Ihre Essgewohnheiten betreffen, und Sie haben Wege raus aus der Essfalle kennengelernt. Alle Fähigkeiten, an denen Sie bis jetzt gefeilt haben – sich auf das Essen zu konzentrieren, sich mit dem zukünftigen Ich zu verbinden, vorauszuplanen, den präfrontalen Cortex (PFC) bei Laune zu halten und so weiter –, werden Sie zweifellos dazu befähigen, in Zukunft mehr gesunde Entscheidungen in Bezug auf Ihre Ernährung zu treffen. Doch ich würde Ihnen einen schlechten Dienst erweisen, wenn ich Sie damit jetzt alleinließe, denn all die obengenannte bisher geleistete Arbeit macht Sie nicht gegen zukünftige Ausrutscher und Rückfälle immun. Es werden immer wieder Hindernisse auftauchen, die Sie umso besser umgehen können, je früher Sie sie in der Ferne auf Sie zukommen sehen. Das Geheimnis besteht darin, eine Möglichkeit zu finden, den ursprünglichen Schwung zurückzugewinnen und wieder auf den rechten Weg zu gelangen, wenn der Fortschritt stagniert oder Ihre ambitionierten Pläne aus dem Ruder laufen, denn solche Momente wird es geben.

Das ist keine Schwarzmalerei, sondern einfach nur realistisch. Besonders dann, wenn man unter extremem Stress steht oder im Leben eine umfassende (positive oder negative) Veränderung eintritt (wie z. B. Abschlussprüfung, neuer Job, Zusammenziehen mit dem Partner, Trennung, Verlust des Arbeitsplatzes, um nur einige zu nennen …), dann können die guten Vorsätze verloren gehen, man wird von seinen Ernährungsplänen abgelenkt. Das kann ebenso im Urlaub, bei Dienstreisen oder durch den Besuch von Freunden passieren. Wie Sie mittlerweile wissen, sind wir sehr viel anfälliger für übereilte Entscheidungen unser Essen betreffend, wenn unser PFC abgeschaltet ist und unsere Gedanken um alle möglichen Dinge kreisen. Auf Abwege können Sie aber ebenso geraten, sobald motivierende Anlässe (eine Hochzeit, ein Strandurlaub oder etwas anderes) vorüber sind. Die Folge ist oft, dass wir das Gefühl haben, rückwärts gerudert zu sein und allen bereits gemachten Fortschritt zunichtegemacht zu haben (hier haben wir wieder das Schwarzweißdenken). In solchen schwachen Momenten sind wir schnell dabei, uns als willensschwach zu verurteilen, dabei ist das meistens gar nicht der Fall. Viel öfter hat es vor allem mit falschen Vorstellungen und einer verqueren Logik zu tun (besonders moralische Lizenzierung und Offenhalten von Hintertürchen), die wir nutzen, um unsere kurzfristige Wunschbefriedigung gegenüber den Langzeitzielen zu begründen und zu verteidigen.

»Moralische Lizenzierung« beschreibt ein psychologisches Phänomen, nämlich die Annahme, dass wir durch »gutes« Verhalten »schlechtes« Verhalten außer Kraft setzen, sozusagen neutralisieren können. Es ist eine trickreiche Methode, das Nachgeben momentanen Bedürfnissen gegenüber zu rechtfertigen, indem wir uns auf vergangenes und jetziges gutes Verhalten berufen. Die Grundlage ist absolut verständlich: Wir wollen im Allgemeinen als »gut« wahrgenommen werden und dass wir das »Richtige« tun. Doch oft werden wird in unseren Verhaltensweisen so beeinflusst, dass unser »Gutsein« in Frage gestellet werden kann. Wenn zum Beispiel ein Kollege fragt, ob man ihn zum Flughafen bringen kann, oder eine Freundin um eine Spende für die Schule ihrer Kinder bittet, dann könnten wir uns in einem Dilemma befinden: Einerseits wollen wir das nicht machen, aber auf der anderen Seite wollen wir auch nicht als asoziale, unfreundliche Person wahrgenommen werden oder uns so fühlen. In solchen vertrackten Situationen nehmen wir gerne die moralische Lizenzierung zu Hilfe, um uns selbst aus der Patsche zu helfen. Das funktioniert wie eine moralische Rechnungsstellung – wir gehen im Geiste die Situationen durch, in denen wir uns als verlässliche, gute Freunde beweisen oder bewiesen haben – und dadurch ermutigt, reagieren wir etwa auf diese Weise: »Ich mag dich wirklich gerne, aber diesmal kann ich dir leider nicht helfen.« So machen wir es auch mit dem Essen. Vielleicht ist Ihnen diese Denkweise auch bekannt: »Ich war in letzter Zeit so fleißig und diszipliniert, diesen Riesenteller Pasta habe ich mir redlich verdient«, oder: »Diese Woche war echt mörderisch, da habe ich dieses Gebäck mehr als verdient.« Oder aber: »Ich bin *so viel* besser als gewohnt, diese Entgleisung ist also gar nicht *so* schlimm.«

Doch in Bezug aufs Essen hat die Sache mit der Bemühung um moralische Lizenzierung wenig mit dem Genuss selbst zu tun. Eher dreht sie sich um den Trugschluss, es sei eine Frage von Tugend oder Laster, ob man sich dem Genuss hingibt oder nicht. Ist es aber nicht. Es ist anders, als den Partner (oder aber das Finanzamt) zu betrügen. Dagegen ist die Frage, was wir essen und was wir nicht essen, eben kein moralisches Dilemma. Eines sollten wir hier klarstellen: Gesund zu essen ist prima und ich empfehle es auch wirklich sehr. Doch einem weniger gesunden Weg zu folgen hat nichts mit schwacher Moral zu tun. Wenn wir uns aber einer solchen dubiosen Logik aussetzen, dann unterlassen wir einen sehr wichtigen Schritt: den, unsere momentanen Bedürfnisse gegen unsere Langzeitziele abzuwägen. Und das leitet uns weg von unseren Gesundheitszielen, ohne dass wir das überhaupt richtig wahrnehmen, und führt schließlich dazu, dass wir die Kluft zwischen Wunsch und Wirklichkeit (oder anders ausgedrückt: zwischen Absicht und Aktion) unserer scheinbar fehlenden Willenskraft und Entschlossenheit zuschreiben. Natürlich ist dies nicht der Fall. Doch diese Denkweise kann auslösen, dass Sie frustriert die Hände über dem Kopf zusammenschlagen – oder, noch schlimmer, in völliger Apathie versinken.

Ein weiteres Problem dieser Mentalität ist die Annahme, eine Rechtfertigung von außen oder mildernde Umstände zu benötigen, um genießen zu dürfen. Benötigen Sie aber nicht. Wenn Sie wirklich diese Pizza oder diesen Donut oder diese Pommes essen möchten ... dann tun Sie es, gönnen Sie es sich und erfreuen Sie sich daran, ganz ohne jedes Hadern und Selbst-Beschimpfen. Und mit Genießen meine ich wirklich alles: Jeden. Einzelnen. Bissen. Es geht nicht darum, dass Sie dafür besondere Leistungen vollbracht oder aber die schlimmste Woche Ihres ganzen Lebens hinter sich gebracht haben müssen. Sie dürfen gerne genießen, ganz ohne irgendwelche Rechtfertigungen – solange Sie es überlegt, bewusst und selbstverantwortlich tun.

Genauso wie die moralische Lizenzierung ist das Offenhalten von Hintertürchen eine weitere Methode, die uns mit ihrer faulen Logik als Entschuldigung für das Festhalten an ungesunden Gewohnheiten dient: »Das zählt nicht«, »Es ist Wochenende«, »Es ist Sommer« oder »Ich bin im Urlaub« – was auch immer. Diese Erklärungen dienen als Rechtfertigung, warum es völlig in Ordnung ist, die Pläne über den Haufen zu werfen und nur in der Gegenwart zu handeln. Auch hier geht es nicht um den Wunsch loszulassen – *bitte* lassen Sie da und dort unbedingt einfach los, *vor allem* im Urlaub, wenn Sie es besonders nötig haben. Doch die Theorie, dass bestimmte Zeiten oder saisonale Besonderheiten weniger zählen als andere, funktioniert nicht. Unter solch irreführenden Bedingungen zu handeln, erhöht die Chance, entmutigt und verunsichert zu werden, wenn Sie die Seite wechseln. Es gibt keine Freibriefe und genau deshalb brauchen Sie auch keinen, wenn es ums Essen geht. Punkt Also, beim nächsten Mal, wenn Sie wieder mit einer schwierigen Entscheidung bezüglich Ihres Essens hadern, dann fragen Sie sich nicht mehr: »Wie gut bin ich gewesen?«, oder: »Verdiene ich das wirklich?«, oder: »Was ist heute für ein Tag?« Stattdessen drücken Sie den Pausenknopf und stellen sich die folgende Frage: »Wie sehr *will* ich dieses spezielle Essen?« Lassen Sie dann Ihrer Antwort die entsprechenden Taten folgen.

Anleitung für Situationen unbeabsichtigter Selbstsabotage

Lassen Sie es mich nochmal sagen, auch auf die Gefahr hin zu klingen wie eine Schallplatte mit Sprung: Das Ziel ist nicht, zu gewährleisten, dass Sie niemals den gewünschten Weg der optimalen Ernährung verlassen. Es geht darum, dass Sie sich selbst verzeihen, einen Schritt zurück gemacht zu haben, damit Sie dann einen weiteren Schritt nach vorne gehen können. Natürlich ist es nach all der harten Arbeit frustrierend, wenn Sie sich fühlen, als seien Sie zurück- statt vorwärtsgerudert, doch sowas passiert nun mal. Ernsthaft. Ziehen Sie einen Schlussstrich unter diese eine Sache und vergeben Sie sich selbst. Schieben Sie Schuld, Scham und Co. ein für alle Mal beiseite. Indem Sie die Gefühle der Enttäuschung über sich selbst umlenken hin zum Gefühl der liebevollen Selbstannahme, durchbrechen Sie die lähmende Schamspirale und befinden sich wieder in einem rationalen Gemütszustand – und somit auf dem richtigen Weg.

Das hilft Ihnen dabei, einen zwar kritischen, aber undramatischen Blick darauf zu werfen, warum Sie sich verirrt haben. Und doch wäre es unrealistisch anzunehmen, impulsive Entscheidungen über Ihr Essverhalten würden Ihnen niemals passieren. Dann ist es sehr viel produktiver, den Hintergrund dieser Entscheidungen aufzuspüren, als sich mit Schuldzuweisungen zu plagen (insbesondere, wie, wann und warum Sie die Selbstkontrolle verloren haben). So können Sie ergründen, wie Sie in Zukunft besser damit umgehen können. Psychologen nennen das »Reframing« (oder auch »Umdeutung«). Es bedeutet, dass man kontraproduktive Gedanken identifiziert, sich damit auseinandersetzt und sie dann durch konstruktivere ersetzt.

Unabhängig von Ihren persönlichen Hemmnissen zeige ich Ihnen an ein paar Beispielen, wie dieser Prozess ablaufen könnte:

Ihr erster Gedanke ist: Ich hätte das wirklich nicht essen dürfen.

Ihr zweiter Gedanke ist: Naja, was soll's – es war einfach lecker und ich habe jeden Krümel genossen. Das Schlimmste, was ich jetzt machen kann, ist, in Scham zu versinken.

Ihr erster Gedanke ist: Ich bin einfach nicht in der Lage, gesund zu essen.

Ihr zweiter Gedanke ist: Moment mal! Ich habe die Wahl meines Essens so viel mehr durchdacht als üblich. Es ist zwar noch immer nicht einfach und es gibt noch Luft nach oben, aber ich werde besser darin.

Ihr erster Gedanke ist: Oje, warum habe ich meinen Fortschritt so dermaßen vergeigt?

Ihr zweiter Gedanke ist: Ehrlicherweise bin ich vielleicht etwas zu streng mit mir gewesen. Jetzt weiß ich, dass ich mir ein bisschen mehr Spielraum geben muss, sodass ich mich nicht selbst in die Enge treibe und in der Folge revoltiere.

Die Sache ist die: Wenn Sie ungewollte Abstecher von Ihrer geplanten Ernährungsweise rational und mitfühlend betrachten, statt sich selbst in die Schamspirale zu begeben, dann haben Sie all Ihre Energie dafür frei, diese wertvolle Selbsterkenntnis in nutzbare Pläne für die Zukunft umzusetzen. Und wenn Sie einmal durchschaut haben, in welchen spezifischen Situationen Sie besonders empfänglich für Naschereien sind, dann können Sie entsprechend vorsorgen. Ich spreche von einem »Wenn-dann-Plan« (auch »Implementations-Intention« genannt – ein Wortungetüm, das für eine Strategie der Selbstregulation steht). Mit diesem Plan entwickeln Sie eine Strategie für den Umgang mit potentiellen Hindernissen, die Sie vom Weg abbringen könnten. Die Grundidee ist die, Taktiken für besondere Fälle zu entwerfen nach dem Prinzip »Wenn das eintritt (kein Problem), dann werde ich dies tun«. Mit diesem Plan B werden Sie durch einen Umweg nicht aus der Bahn geworfen. Wenn Sie es beispielsweise in diesem Jahr sehr schwierig fanden, während des Urlaubs gesund zu essen, dann könnten Sie beschließen, sich im nächsten Jahr mehr Spielraum zu verschaffen, aber dennoch Ihr Bestes in Bezug auf Ihre Ernährungspläne zu tun. Und *wenn* Sie nächsten Januar das Gefühl haben sollten, aus der Balance geraten zu sein, *dann* könnten Sie für einen Neustart für ein oder zwei Wochen wieder auf Phase 1 umschwenken. Keine Schuld, keine offenen Fragen. Es ist einfach Ihr Wenn-dann-Plan. Ironischerweise benötigen Sie für einen Plan, den Sie schon im Voraus parat haben, schon einen gewissen Druck durch Selbstkontrolle. Das hilft tatsächlich, Ihr Verhalten besser zu kontrollieren. In einer Studie (veröffentlicht im »Journal of Experimental Social Psychology«) konnte nachgewiesen werden, dass Menschen, die durch eine verwirrende Denkaufgabe Selbsterschöpfung (»Ego-Depletion«) erleben, durch die Formulierung von »Wenn-dann-Plänen« einer darauffolgenden (ähnlich frustrierenden) Aufgabe besser gewachsen sind. Diesen Vorteil kann es ebenso geben, wenn man sich auf potentielle Ess-Hindernisse vorbereitet. Es ist so, als akzeptierten Sie und wüssten genau, dass Sie sich nicht immer perfekt im Griff haben werden und deshalb schon einen Plan dafür parat hätten, wie Sie im Fall der Fälle handeln. Der Druck ist sehr viel geringer, als ständig auf perfekte Selbstkontrolle zu achten, und das macht das Handeln sehr viel einfacher.

Ihre Wenn-dann-Pläne richten Sie auf Ihre persönlichen Ess-Muster aus. Hier ein paar Beispiele, die auf verbreiteten Rückschlägen basieren, die bei jedem Essenshemmnis vorkommen:

Vertrauensprobleme

Sie sind bei einem Familienfest oder einem anderen Anlass mit Buffet in Ihr altes Essverhalten zurückgefallen – und haben sich ziemlich überfuttert. Zuerst einmal machen Sie sich klar, dass diese Art von Flatrate-Essen für jeden eine Herausforderung bedeuten würde. Dann legen Sie sich für das nächste Mal eine Strategie zurecht: Bevor Sie sich den Teller vollladen, halten Sie kurz inne und verschaffen sich einen Überblick über das Angebot. Dann wählen Sie aus, was zu Ihrer Ernährungsweise passt und Ihnen am meisten zusagt. Beim Schuhkauf würden Sie ja auch nicht das erstbeste Paar nehmen, das Sie sehen. Stattdessen würden Sie sich umschauen und einige prüfen, bevor Sie sich entscheiden. Dasselbe gilt auch für das Essen.

Die Rechtmacherei-Falle

Sie fühlten sich bei einem Essen mit Freunden unter Druck gesetzt und aßen schließlich mit, was diese bestellten, statt Ihre eigenen Wünsche zu berücksichtigen. Bedenken Sie, dass es wirklich nicht einfach ist, diesem sozialen Druck standzuhalten. Dann legen Sie sich einen Schlachtplan und ein kleines Drehbuch dafür zurecht, wie es beim nächsten Mal anders laufen soll. Prüfen Sie die Speisekarte schon vorab und bestellen Sie, wenn möglich, als Erstes. Es kann auch helfen, allen Erwartungen Ihrer Freunde zuvorzukommen, indem Sie sagen: »Sieht so aus, als würdet ihr gerne eine Platte für alle gemeinsam bestellen – ich mache heute mal einen Alleingang.« Die Botschaft ist freundlich, aber deutlich und macht klar, dass es keinen Raum für Diskussionen gibt.

Sorge vor Beliebigkeit

Sie feierten einen tollen Erfolg bei der Arbeit mit einer regelrechten Kohlenhydratorgie. Jetzt fühlen Sie sich schlecht, weil Sie Ihre guten Vorsätze über Bord geworfen haben. Zunächst mal: Glückwunsch, Sie haben es geschafft! Sie haben wirklich eine Belohnung für Ihre harte Arbeit verdient. Versuchen Sie, Ihre natürliche Neigung zur Selbstbelohnung nicht über das Essen auszuleben, sondern suchen Sie sich eine ähnlich zufriedenstellende Beschäftigung, die nichts mit Essen zu tun hat. Wenn Sie das nächste Mal ein Job-Ziel erreicht haben oder einen anderen Anlass zum Feiern haben, dann planen Sie doch, mit guten Freunden etwas Angenehmes und Besonderes zu unternehmen, wie beispielsweise ein Wellness-Bad oder ein Konzert zu besuchen. Sie können trotzdem noch zum Essen ausgehen, aber es ist nicht mehr die einzige Aktivität beim Feiern, sodass Sie diese Gelegenheit nicht als eine Lizenz zum Kontrollverlust werten.

Wunsch nach Kontrolle

Gestern Abend haben Sie ein paar »schlechte« Dinge gegessen. Jetzt können Sie nicht mehr damit aufhören, sich dafür zu verurteilen. Hoffentlich haben Sie den Moment genossen, doch jetzt ist es an der Zeit, nach vorne zu schauen. Der Ernährungstherapie-Plan ist unter anderem deshalb so erfolgreich weil er solche Dinge wie Nachtisch zulässt. Desserts brauchen Sie nicht zwangsläufig jeden Tag, aber ich halte es für gesund, wenn es in Ihrer Ernährung nicht ausschließlich um die Nahrhaftigkeit geht. Sie sollte auch den Genuss einbeziehen. Wenn Sie wirklich abtrünnig geworden sind und etwas gegessen haben, das Sie nicht vorhatten zu essen, dann machen Sie sich eine gedankliche Notiz fürs nächste Mal, was Sie essen könnten, wenn Sie Lust auf Süßes (wie dunkle Schokolade oder Cashewmus mit Beeren) oder auf Pikantes (wie Süßkartoffelpommes mit Guacamole) haben. Bewusste Genussmöglichkeiten mit zu berücksichtigen, macht das Genießen weniger emotional aufgeladen und das bringt Sie weniger aus dem Konzept.

Wechselbad-Muster

Ein paar Freunde schwören neuerdings auf die neue XY-Diät, und ehe Sie sich versehen, sind Sie mit dabei. Sie sind ganz wild auf Neues, daher sind Sie sehr anfällig dafür, Ihre derzeitigen Pläne für den neuesten Trend im Ernährungssektor sausen zu lassen. Machen Sie sich nichts draus. Denken Sie stattdessen darüber nach, wie Sie diesem neuen Reiz folgen können, indem Sie mit einigen Ideen daraus frischen Wind in Ihren derzeitigen Ernährungsplan bringen. (Das ist ein wichtiger Schritt für jeden, besonders aber für die, die neugierig auf Neues sind.) Wenn Sie sich also dabei erwischen, in fremde Töpfe schauen zu wollen, dann tun Sie das und bauen Sie neue Aromen und Texturen regelmäßig in Ihre Speisen ein. Gönnen Sie sich vielleicht auch einmal monatlich einen echten Wow-Effekt, indem Sie mit einer neuen Zubereitungsmethode experimentieren.

Abhängigkeits-Aspekt

Der Stress bei einem großen Arbeitsprojekt hat dazu geführt, dass Sie rund um die Uhr snacken. Nun wissen Sie nicht, wie Sie damit aufhören sollen. Zuerst einmal: Seien Sie nachsichtig mit sich und machen Sie sich klar, dass Sie zurzeit im Stresshormon Cortisol geradezu baden. Angesichts dessen, dass Essen Ihnen einen Halt für Ihre Gefühle bietet, sind Sie in stressigen Zeiten besonders empfänglich für Naschereien. Deshalb ist es so wichtig, für solche Zeiten mit alternativen Bewältigungsstrategien vorgesorgt zu haben. Halten Sie daher solche Dinge wie Faszienrollen, beruhigende ätherische Öle und eine Playlist mit ruhiger Musik parat. Wenn Sie das nächste Mal nach einem stresslösenden Snack gieren, dann hören Sie sich fünf bis zehn Minuten ein paar Ihre Lieblingssongs an, schalten mit beruhigenden Ölen ab oder rollen Sie über Ihre verspannte Muskulatur.

Auf dem besten Weg …

Wenn Sie alle diese Elemente – liebevolle Selbstannahme, Reframing und Implementations-Intention – zusammenbringen, so sind Sie auf dem besten Weg. Sie können Ihre Gesundheitsziele auch dauerhaft verfolgen, selbst dann, wenn es mal nicht läuft wie geplant. Ich weiß schon: Verhaltensweisen zu verändern ist sehr schwierig und es kann eine gehörige Zeit dauern, bis neue Gewohnheiten und Verhaltensweisen zur Normalität geworden sind. Es wird Zeiten geben, in denen es leichter ist, dem Plan zu folgen – aber auch solche, in denen es nicht so ist. Das ist ganz natürlich. Wenn Sie merken, dass Sie gerade in einer Phase sind, in der Sie womöglich vom Weg abkommen könnten, dann freunden Sie sich wieder mit dem an, was Sie sich für Ihr zukünftiges Ich wünschen, und denken Sie an die Belohnung, die auf dem Weg auf Sie wartet. Es ist auch eine gute Idee, die ursprünglichen Absichten, die Sie zum Aufbau einer gesünderen Beziehung zur Ernährung motiviert haben, daraufhin zu überprüfen, ob diese Sie *weiterhin* motivieren. Wenn nicht, dann finden Sie Ihre neue persönlich bedeutende Motivation, um mit Ihrem Streben fortzufahren, und finden Sie Argumente, die Sie überzeugen, dass sie die Bemühungen wert sind.

Wenn Sie darin voranschreiten, sich zu Ihrem zukünftigen Ich zu entwickeln, dann seien Sie möglichst ehrlich mit sich selbst bei der Frage, welche Faktoren Sie an Ihrem Fortschritt hindern könnten – ob es sich um Ängste oder Fehlverhalten handelt, das Gefühl, es nicht wert zu sein, falsche Gedanken, die Art, wie Sie mit Stress umgehen oder was auch immer. Seien Sie aber auch auf die Möglichkeit vorbereitet, dass Sie sich bei ersten Erfolgen etwas verunsichert fühlen könnten. Über die Jahre hatte ich einige Klienten, die Ihren Fortschritt in unterschiedlicher Intensität selbst sabotierten, und ich kam nicht sofort darauf, warum sie dies taten. Letztlich kam ich zu der Theorie, die sich immer wieder bestätigt – es ist etwas, worüber niemand spricht, weil es ein gewisses Tabu ist: Manchmal kann es etwas beängstigend sein, zu bekommen, was man will. Die meisten Menschen, die ihr Augenmerk auf das Erreichen eines ganz besonderen Gesundheitsziels legen, denken besonders häufig genau daran. Die zielgerichteten Anstrengungen, die zur Erreichung dieses speziellen Ziels unternommen werden, werden zu einem tröstenden Organisationsprinzip in ihrem Leben. Wenn es wegfällt, fühlen sie sich hilflos und verlassen.

Dazu kommt, dass in unserer Gesellschaft Maßnahmen zur Verbesserung der Gesundheit als edles Streben angesehen werden, und es kann sich wirklich verdammt gut anfühlen, es zu erreichen. Aber *was dann*? Die Barriere, sich mit anderen Dingen im Leben zu befassen, ist gewissermaßen verschwunden. Es ist ein bisschen wie mit einem bindungsunfähigen Menschen, der fast zwanghaft ein Date nach dem andern hat und dabei unerwartet jemand ganz Besonderen kennenlernt – das ist zwar faszinierend, aber auch alarmierend, denn solche Menschen sind überhaupt nicht darauf vorbereitet, eine feste Beziehung aufrechtzuerhalten. Dasselbe kann auch passieren, wenn Menschen ihre Ziele, gesund zu essen, unbeabsichtigt sabotieren: Wenn sie permanent auf ihr Gesundheitsziel hinarbeiten, kann ihnen das den Druck nehmen, sich mit anderen notwendigen Aspekten in ihrem Leben zu beschäftigen. Es geht nicht darum, dass diese Menschen dieses Ziel gar nicht erreichen möchten. Doch wenn sie es tun, dann könnten sie gezwungen sein, den nächsten Punkt in der langen Liste der Selbstverbesserung oder Lebensoptimierung anzugehen. Das kann nervenaufreibend und überfordernd sein. Ich denke, dahinter steckt teilweise dieses in unserer Kultur allgegenwärtige Gerede à la »Du kannst nicht alles haben«. Die unausgesprochene Botschaft dahinter ist, dass wir, wenn wir es wirklich schaffen zu bekommen, was wir wollen, auf dem Weg dahin etwas anderes Wichtiges verlieren werden. Doch in diesem Fall könnten Sie vielleicht wirklich alles bekommen, was Sie wollen – wenn »alles bekommen« nicht bedeutet, dass Sie zwischen der Verbesserung Ihres Körpers und dem Genuss am Essen wählen müssen.

10 Fazit: Happy End

In jeder erfolgreichen Beziehung gibt es ein paar entscheidende beständige Eigenschaften, die zu ihrem Funktionieren beitragen: Aufmerksam, empathisch, flexibel, kommunikativ, kreativ, vertrauensvoll und selbstbewusst sein sind definitiv die wichtigsten. Dasselbe gilt auch für eine funktionierende Beziehung zum Essen. Auf lange Sicht ist es daher eine kluge Entscheidung, diese auf ähnliche Weise anzugehen. Wenn Sie die in diesem Buch aufgeführten Strategien umsetzen, dann entwickeln Sie damit die Selbsterkenntnis und die spezifischen Werkzeuge weiter, die Sie zum Erreichen Ihrer Gesundheitsziele benötigen. Nun geht es darum, dass Sie Ihren bereits vollzogenen Wandel erkennen und damit fortfahren, die Grundkonzepte weiter so zu verfeinern und zu personalisieren, dass diese für Sie persönlich auch funktionieren. Auf diese Weise sind Sie in der optimalen Position, aus der heraus Sie Ihre gesunden Vorsätze gut im Griff haben – selbst dann, wenn Sie müde oder ausgehungert sind, Ihr Herz gebrochen wurde oder Sie es einfach leid sind, erwachsen zu sein. Mit all dem im Hinterkopf liste ich Ihnen hier noch einmal alle Grundsätze (bezogen auf das Essen) auf, die Sie beachten sollten, um Ihre persönliche Wunsch-Wirklichkeits-Lücke schließen zu können und den Deal zu besiegeln.

Flirten Sie mit sich selbst. Wenn wir mit unserem Angebeteten genauso kommunizierten wie mit uns selbst, würden wir über die ersten zwei Dates niemals hinauskommen. Beim Flirten sind Sie doch nett, also seien Sie es auch zu sich selbst. Mitgefühl sich selbst gegenüber ist so viel motivierender als Selbstkritik. Nebenbei: Selbstakzeptanz und der Wunsch nach Veränderung schließen einander nicht aus. Sie können sich selbst lieben und akzeptieren (so wie Sie sind) und trotzdem gleichzeitig den Wunsch nach Selbstverbesserung hegen. Das bedeutet aber auch, dass Sie störenden Zwischenrufen den Laufpass geben und Ihrer eigenen Mannschaft beitreten sollten. Wenn Sie sich immer wieder einreden, Sie hätten in Bezug aufs Essen keinerlei Selbstkontrolle, könnten niemals aufhören zu essen und auch niemals abnehmen, dann wird Ihnen vermutlich tatsächlich nichts davon gelingen. Wenn Sie sich aber andererseits selbst davon überzeugen, grundsätzlich dazu fähig zu sein, und es nur um die passenden Techniken und Strategien geht, dann erhöhen Sie Ihre Chancen, Ihre Ziele zu verwirklichen.

Hören Sie aufmerksam zu. Wie Ihnen jeder Beziehungsexperte bestätigen wird, dreht sich alles um Kommunikation: Gut und konzentriert zuhören zu können ist eines der Geheimnisse, das eine gesunde Beziehung blühen, gedeihen und dauerhaft funktionieren lässt. Unsere Beziehung zum Essen und zu unserem Körper ist da nicht anders. Ganz präsent und aufmerksam zu sein öffnet Ihnen den Blick für das, was unter der Oberfläche passiert, und hilft Ihnen dabei, zwischen echtem physiologischem Hunger und Heißhunger, zwischen »satt« und »überfüttert« zu erkennen. In sich selbst hineinzuhorchen unterstützt Sie auch dabei, auf flüchtige Begierden mit Bedacht und Weitsicht zu reagieren. Ob Sie sich jetzt für (oder gegen) den momentanen Genuss entscheiden: Wenn Sie auf Ihren Körper hören, sind Sie in der Lage, bewusste (Ernährungs-)Entscheidungen zu fällen. Spitzen Sie also die Ohren und hören Sie wieder auf die leisen Signale wie Hunger- und Sättigungsreize, die wir sonst zu ignorieren gewohnt sind – und trauen Sie diesen zu, dass sie Sie in die richtige Richtung führen.

Machen Sie L-A-N-G-S-A-M. Wie wunderbar es sich doch anfühlt, wenn all Ihre Sinne in romantischen, leidenschaftlichen Handlungen involviert sind, wenn Sie ganz im Hier und Jetzt existieren, alles andere um Sie herum vergessen und den Moment ganz bewusst genießen. Dasselbe sollten Sie auch mit Ihrem Essen tun: Genießen Sie die Aromen und alle sensorischen Eigenschaften wie Geschmack, Geruch, Textur, Farben und Geräusche. Wenn Sie die Geschwindigkeit runterfahren und sich ganz auf das momentane Erleben mit Ihren Speisen fokussieren, verbessern Sie Ihre Fähigkeit zur Selbstregulation. Das heißt, die Wahrscheinlichkeit, unkontrolliertem, impulsivem Essverhalten zu verfallen, verringert sich. Konzentrieren Sie also Ihre Bemühungen darauf, jeden Bissen bewusst zu erleben. Legen Sie deshalb

Ihre Gabel nach jedem Bissen kurz ab oder wechseln Sie die Hände, wenn es dabei hilft, die Geschwindigkeit zu drosseln und bedächtiger zu essen.

Kämpfen Sie gegen Entscheidungsmüdigkeit. Unternehmen Sie gezielte Schritte, um Ihre Willenskraft zu erhalten. Dazu gehört, gute Voraussetzungen dafür zu schaffen, den Tag über möglichst wenige Ess-Entscheidungen fällen zu müssen – zum Beispiel, indem Sie im Kühlschrank und in Ihrer Küche aufräumen, wegwerfen, was Sie nicht essen sollten, und es durch etwas ersetzen, was besser zu Ihrem neuen Ernährungsplan passt. Planen Sie möglichst Ihre Mahlzeiten vorab und bereiten Sie Grundzubereitungen rechtzeitig vor. Prüfen Sie Ihre Mahlzeiten zeitig und eruieren Sie, was Sie bestellen können, wenn Sie auswärts essen. Auf diese Weise sparen Sie sich Ihre Selbstkontrolle für andere Gelegenheiten auf, bei denen Sie sie *wirklich* brauchen – und solche Zeiten wird es geben.

Bleiben Sie mit Ihrem zukünftigen Ich in Verbindung. Allzu häufig lassen wir uns auf lockere kurze Affären ein, selbst wenn wir zu einer festeren Bindung bereit wären, weil wir uns einfach nicht vorstellen können, wirklich die Liebe unseres Lebens zu finden. Die wissenschaftliche Forschung bestätigt, dass wir umso bereiter sind, unsere langfristigen Ziele zu übergehen, je weniger aktiv wir uns mit unserem zukünftigen Ich beschäftigen. Lassen Sie also nicht nach, sich Ihr zukünftiges Ich vor Augen zu halten – wie es von all den Vorteilen Ihres gesunden Verhältnisses zum Essen profitiert und wie gut sich das anfühlt. Erinnern Sie sich: Je detaillierter, desto besser. Sie könnten Ihrem zukünftigen Ich sogar hin und wieder eine E-Mail schicken, in der Sie Ihren jetzigen Stand dokumentieren und Ihre Hoffnungen für die Zukunft formulieren. Es ist eine der wirkungsvollsten Möglichkeiten, die Lücke zwischen Ihren Wünschen und Ihren täglichen Handlungen zu schließen.

Lernen Sie aus Vergangenheit und Gegenwart und dann lassen Sie beides hinter sich. Aus Liebesbeziehungen, die dem Untergang geweiht sind, können wir viel lernen: Was wir wollen, was wir brauchen und was wir zu tolerieren bereit sind (und was nicht). Das gilt auch für unser Verhältnis zum Essen. Ergründen Sie also immer, was Sie zu der Entscheidung für etwas gebracht hat, das nicht mit Ihren Plänen in Einklang ist. Und dann lassen Sie es hinter sich. Wenn Sie eine Gewohnheit – wie zum Beispiel zu viel zu essen, sobald Sie von Gefühlen übermannt werden – hinter sich lassen wollen, dann sollten Sie den Umständen auf den Grund gehen, die bei Ihnen immer wieder zum emotionalen Überessen führen. Indem Sie dies tun, können Sie bestimmte Muster leichter erkennen (zum Beispiel, wann Sie die Süßlust packt) sowie die Umstände, unter denen Sie dazu tendieren, Ihre Ernährungspläne in den Wind zu schießen. Damit verbessern Sie Ihre Selbstwahrnehmung, was auch Ihre Ernährungs-Entscheidungen verbessert. Leider bedeutet das aber nicht, dass Sie in Zukunft immun gegen auftauchende Hindernisse sein werden. Hören Sie also nicht auf, ein wachsames Auge auf die Faktoren zu haben, die Sie ins Straucheln bringen könnten, und zwar ohne es zynisch oder abfällig zu kommentieren. Stattdessen werfen Sie einen intensiven, aber undramatischen Blick auf das, was Sie vom Kurs abgebracht hat. Lernen Sie so viel wie möglich aus dieser Situation, dann legen Sie sie unter »meine persönliche Geschichte« ab und schauen nach vorne.

Finden Sie Ihren eigenen Weg. Wenn Sie von Ihrem gewählten Weg einer gesunden Ernährung abkommen, dann wenden Sie folgendes Mantra an: »Entschuldigung. Es ist mir ernst damit. Weitermachen.« (Machen Sie sich das zur Gewohnheit.) Egal, wer Sie sind oder wie weit Sie schon mit Ihren Schritten in Richtung einer gesunden Ernährung gekommen sind: An manchen Stellen wird es unweigerlich Rückschritte geben. Das kann unglaublich frustrierend sein, aber es ist ein ganz normaler Teil des Lebens. Um in solchen Fällen zu verhindern, dass ein kleiner Ausrutscher Ihr ganzes Vorhaben zunichtemacht, tun Sie sich einen Gefallen und stehen Sie sich nicht selbst im Weg: Vergessen Sie den ganzen negativen und kontraproduktiven Mist und denken Sie konstruktiv, machen Sie sich einen Wenn-dann-Plan für das, was Sie tun können, um weiterzukommen. Fokussieren Sie sich auf die Vision von Ihrem zukünftigen Ich und fahren Sie damit fort, schrittweise darauf zuzugehen.

Halten Sie die Sache frisch. In Bezug auf Ihr Essen ist das ewig Gleiche ein todsicheres Mittel, die Sache schal werden zu lassen. Das kann Sie dazu bringen, von Ihren guten, gesunden Vorsätzen abzuweichen. Natürlich wird es Zeiten geben, in denen Sie es eilig haben und einfach nur etwas essen müssen, aber bemühen Sie sich, der Eintönigkeit keine Chance zu geben. Umgehen Sie Routinen, indem Sie Ihrem Essen zum Mitnehmen kleine geschmackliche Überraschungen hinzufügen, wie zum Beispiel verschiedene Essigsorten, Zitronenschale oder Kräuter und Gewürze, um den Geschmack zu variieren. Versuchen Sie, die Magie des Essens am Leben zu halten.

Seien Sie offen (für das, was Sie möchten). Wenn Sie emotional nicht für eine feste, erwachsene Liebesbeziehung bereit sind, dann kann es ziemlich erschreckend sein, wenn Sie der Person Ihrer Träume begegnen. Dasselbe kann auch mit gesunden Entscheidungen in Bezug auf die Ernährung geschehen – nämlich dann, wenn Sie nicht darauf vorbereitet sind, diese wirklich zu erreichen. Doch sobald Sie Ihre emotionalen Blockaden rund um Ihre Ernährung aufbrechen, wird die Erreichung Ihrer Ziele sehr viel einfacher, weil Sie die Lücke zwischen Ihren Gesundheits-Vorsätzen und Ihrer täglichen Handlungsweise schließen. Einerseits kann es etwas beängstigend sein, wirklich zu erreichen, was man will, denn auf einmal sind Sie frei, Ihr Leben zu leben, und können beginnen, andere Dinge zu bearbeiten, die Sie bisher aufgeschoben haben. Andererseits kann es aber auch enorm aufbauend sein, den Gewinn einzuheimsen, mit all den gemischten Gefühlen, die damit einhergehen. Sie haben das Gute in Ihrem Leben verdient und sich in der eigenen Haut wohl zu fühlen gehört dazu.

Zum guten Schluss …

Schauen Sie, wir alle sind doch nur Menschen, deshalb sind wir für alle möglichen Einflüsse empfänglich, die uns zu einem wenig hilfreichen Essverhalten verleiten, bei dem wir unsere Langzeitziele hinter unsere momentanen Bedürfnisse stellen. Doch wenn wir erst einmal die Natur unserer individuellen Hemmnisse und Neigungen (und die eigenen Essfallen) durchschaut haben, können wir herausfinden, wie wir am besten damit umgehen. *Das ist hier das Ziel.* Und dieses Ziel ist flexibel. Die gute Nachricht ist, dass Sie nun alles haben, was Sie brauchen – Werkzeuge, Strategien, Pläne und Rezepte –, um sicher diesen herausfordernden Weg zu bestreiten, auch wenn das Ziel sich ändert.

Die zuverlässigste Art, sich die Zukunft zu schaffen, die man sich vorstellt, besteht darin, sie sich zunächst auszumalen und dann Schritt für Schritt jeden Tag etwas daran zu arbeiten. Letztlich ist es nicht das Ziel, die ultimative Perfektion zu erreichen oder immerzu das Langzeitziel vor die Kurzzeitbedürfnisse zu stellen. Stattdessen geht es darum, stets die bewusste Entscheidung zu treffen, die reflektiert, was Sie in diesem Moment wirklich (essen) wollen – und dabei genau zu wissen, warum und wann Sie die Zügel auch mal lockerlassen dürfen, sodass Sie auf lange Sicht gesund, zufrieden und ausgeglichen sind. So geht das Märchen – und Sie haben es ganz und gar verstanden!

Dank

Es heißt, man solle jemanden, den man bewundert, niemals kennenlernen, denn oft sei die Enttäuschung groß. Ich widerspreche dem mit allem Respekt. GP, für deine fortlaufende Unterstützung und diese Gelegenheit mit GOOP Press bin ich dir ewig dankbar. Danke, dass du mir die Türen geöffnet hast, wie so vielen anderen Frauen auch.

Es gibt noch so viele mehr, denen ich für ihre Unterstützung bei diesem Buch danke. Insbesondere möchte ich die Folgenden erwähnen:

Ich kann mir niemand Besseren an meiner Seite vorstellen als J. L. Stermer, meinen Literaturagenten. Er ist leidenschaftlicher Anwalt, Clipart-Liebhaber und ein rundum toller Mensch. Danke für alles, was du für mich getan hast und für deine Fürsorge mir und dem Projekt gegenüber.

Ein dickes Dankeschön an Stacey Colino, meinen Coach bei diesem Projekt, für deine unschätzbare Führung durch den Schreibprozess.

Meiner akkuraten Lektorin Katherine Stopa danke ich für ihre Geduld und Sorgfalt. Dank an das ganze Grand-Central-Team für die einmalige Chance und dafür, den ganzen Prozess so freudvoll zu machen. Dank an Sarah Pelz, die in den Anfängen dabei behilflich war, dem Projekt eine Form zu geben. Dank an Hal Hershfield, den ich zutiefst verehre, für seine freundliche Erlaubnis, seine »future self-continuity scale« zu verwenden. Dank auch an Andie Yamagami für dein wunderbares Rezept. Dank an die unglaublich knallharte Elise Loehnen dafür, dass du von Anfang an an dieses Buch geglaubt hast und dabei behilflich warst, es umzusetzen. Vielen Dank an Kiki Koroshetz, eine besonders begabte und sorgfältige Lektorin, Bücherliebhaberin und Freundin. Dank an Jasmin, Alex, Thea und Kate und das ganze Lektorats- und Marketingteam von GOOP.

Dank meinem Mann Andrew, der zweifellos der größte Held und Vertraute in meinem Leben ist.

Dank an meine Freunde, die Entwürfe gelesen und Ideen geäußert haben und die mich von Anfang an ermutigt haben, besonders Alaina und Matthew, Eliza, Tasi, Nick A., Holly, Crystal, Mark D., Raina, Tanya E., Laurel, Erica, Puck, Marde, Leslie S., Amy B., Jenni K., Claire C., Carol und Andrew, Tara und Tucker, Dana und Mark F., Stacey und Henry sowie Meaghan und Grant. Dank an Danielle für all die Arbeit, die du für das Testen der Rezepte investiert hast und dafür, mir gezeigt zu haben, was es bedeutet, der Chef zu sein. Dank an Julie für alles. Dank an all meine Klienten, die mir ihre persönlichen Geschichten anvertraut haben. Ohne sie gäbe es kein Buch.

Dank meinen Eltern für ihre bedingungslose Liebe, für die Anatomie-Malbücher und dafür, mich ins Koch-Camp geschickt zu haben. Dank an die Moores und Becky Moore, meine zweite Mutter als Heranwachsende und eine unglaubliche Köchin. Dank an zwei verlässliche Herren meiner prägenden Jahre: Mr. Cunningham, meinen Wissenschaftslehrer in der siebten Klasse, und Wayne Rickert, meinen Ruderlehrer an der Highschool. Dank an Judy und Isabelle und natürlich an Enrique, mit dem ich dies so gerne teilen würde.

Aber natürlich auch vielen Dank an Sie als Leserinnen und Leser. Ich fühle mich sehr geehrt, einen Platz in Ihrem Bücherregal (digital oder anderweitig) einnehmen zu dürfen.

Service

Glossar

Ahornsirup: Als Süßungsmittel guter Ersatz für raffinierten Zucker. Enthält kleine Mengen an Kalzium, Magnesium und Mangan.

Brauner Reisessig: Reisessig wird aus fermentiertem Reis oder Reiswein hergestellt. Aufgrund des geringen Säuregehalts ist er sehr mild. Reisessig erhalten Sie im gut sortierten Supermarkt, im Online-Handel oder im Asia-Laden.

Flohsamenschalen: Ballaststoff, der als sehr gutes Bindemittel für Lebensmittel fungiert. Dem menschlichen Darm helfen Flohsamenschalen bei der Regulation der Verdauung, sie werden sowohl bei Durchfall als auch bei Verstopfung eingesetzt.

Ghee: Wird auch als geklärte Butter, Butterschmalz oder reines Butterfett bezeichnet. Ghee ist vor allem in der ayurvedischen Heilkunde sehr verbreitet, wird aber auch hierzulande gerne genutzt. Ghee erhalten Sie im gut sortierten Drogerie- oder Supermarkt oder im Reformhaus.

Karam's Garlic Sauce: Dieses spezielle Produkt aus den USA enthält frischen Knoblauch, Zitronensaft, Olivenöl, Salz und Pfeffer und keine künstlichen Aromen oder Zusatzstoffe. Die Sauce ist milch- und glutenfrei. Sie können die Knoblauchsauce auf der produkteigenen Homepage bestellen:www.garlicsauce.com

Kelp-Nudeln: Hergestellt aus der Braunalge Kelp (Seetang), sind diese Nudeln gluten- und milchfrei und dabei eine gute Jodquelle.

Kimchi: Fermentiertes eingelegtes Gemüse, meist Chinakohl. Man kann es als die koreanische Variante unseres Sauerkrauts bezeichnen. Kimchi, das in der asiatischen Küche weit verbreitet ist, ist reich an Vitaminen, Mineralien und Ballaststoffen. Die unterschiedlichen Produkte finden Sie im Supermarkt, Asia-Laden oder im Online-Handel.

Kokos Aminos: Sauce aus fermentiertem Kokosblütensaft (bzw. Kokosnektar) und Meersalz. Der Geschmack erinnert an Sojasauce. Die Kokos-Würzsauce enthält jedoch weniger Salz und mehr Aminosäuren als Sojasauce, sie ist außerdem frei von zugesetztem Zucker. Eine gesunde Umami-Bombe also, die Sie ganz einfach im Online-Handel erwerben können.

Kokosöl: Bei Zimmertemperatur ist es fest, beim Kochen ist es sehr hitzebeständig und hat eine lange Haltbarkeit. Das Öl mit einem leichten Kokosaroma ist reich an kurz- und mittelkettigen Fettsäuren.

Kokoszucker: Auch als Kokosblütenzucker bekannt. Der Zucker wird aus Kokosnektar hergestellt. Die enthaltenen Mineralstoffe und Spurenelemente – wie z. B. Kalium, Magnesium, Eisen und Zink – machen Kokoszucker zu einer hervorragenden gesunden Alternative zu Zucker und anderen herkömmlichen Süßungsmitteln. Das Produkt ist bei uns im gut sortierten Drogerie- oder Supermarkt erhältlich.

Majestic Garlic Spread: Brotaufstrich und spezielles Produkt der Amerikanischen Firma »Majestic Garlic«. Das Produkt können Sie auf der Firmen-Homepage bestellen: https://majesticgarlic.com/

Quinoa: Die kleinen Samen werden aufgrund der ähnlichen Zusammensetzung oft zum Getreide gezählt. Quinoa hat einen mild-nussigen Geschmack und ist glutenfrei. Es ist eins der wenigen pflanzlichen Lebensmittel, das alle essentiellen Aminosäuren enthält.

Pekannüsse: Sie zählen zur Familie der Walnüsse, schmecken allerdings süßer und aromatischer. Sie sind reich an ungesättigten Fettsäuren, Mineralstoffen und Spurenelementen – und an Energie: Sie gehören zu den kalorienreichsten Nüssen.

Rohes Kakaopulver: Schokolade in ihrer unverarbeitetsten Form. Enthält damit noch alle Nährstoffe, die durch den konventionellen Herstellungsprozess verloren gehen. Wenn Sie kein rohes Kakaopulver bekommen, können Sie es durch ein herkömmliches reines Kakaopulver guter Qualität ersetzen.

Serrano-Chili: Der Name bedeutet »Hochlandpflanze«. Die spezielle Chili-Sorte, die nicht ganz so fleischig ist wie die Jalapenos, ist besonders in Mexico und im Süden der USA beliebt. Wie bei anderen Chilis auch sind die roten reifen Früchte süßer als die grünen unreifen. Mit ihrer mittleren Schärfe hat die Serrano-Chili einen angenehmen Geschmack, der vielseitig zum Einsatz kommt. Falls Sie keine Serrano-Chili im Supermarkt oder Delikatessengeschäft bekommen, können Sie für die Rezepte auch eine andere Sorte verwenden.

Sesamöl: Es ist das älteste Öl der Menschheitsgeschichte und wird vor allem in der orientalischen und asiatischen Küche gerne verwendet. Das helle Öl aus ungeröstetem Sesam ist recht neutral in Geruch und Geschmack, wohingegen das dunkle Öl aus geröstetem Sesam ein würziges und intensives Aroma aufweist. Sesamöl enthält große Mengen der mehrfach ungesättigten Fettsäure Linolsäure und gilt als besonders gesundheitsfördernd.

Tapiokastärke: Geschmacksneutrale Stärke, die aus der getrockneten Maniokwurzel hergestellt wird. Wird ähnlich wie Kartoffel- oder Maisstärke zum Kochen verwendet.

Vanilleextrakt: Eine besonders in Amerika beliebte Zutat für alle möglichen Desserts. Die Flüssigkeit wird natürlich aus Vanilleschoten oder synthetisch hergestellt. Vanilleextrakt kann man selbst herstellen, im Online-Handel bestellen oder im Supermarkt kaufen, allerdings sind die Produkte hierzulande meist zusätzlich gezuckert. Außerdem sollte man auf die natürliche Herstellung achten. Anstelle von Vanilleextrakt können Sie auch Vanilleschote oder Vanillepulver verwenden – dabei entsprechen 2 Teelöffel Extrakt ungefähr einer Schote oder 2–3 Gramm Pulver.

Ausgewählte Literatur

Abramson, Edward: Body Intelligence: Lose Weight, Keep It Off, and Feel Great About Your Body Without Dieting. McGraw-Hill 2005 (Kapitel 4)

Adam, Tanja C.; Epel, Elissa S.: Stress, eating and the reward system. Physiology & Behavior 91, Nr. 4 (2007): 449–58. doi.org/10.1016/j.physbeh.2007.04.011 (Kapitel 1)

Adams, Claire E.; Leary, Mark R.: Promoting self-compassionate attitudes toward eating among restrictive and guilty eaters. Journal of Social and Clinical Psychology 26, Nr. 10 (2007): 1120–44. psycnet.apa.org/doi/10.1521/jscp.2007.26.10.1120. (Kapitel 1, 2)

Ariely, Dan: Self control: Dan Ariely at TEDxDuke. TED-Video (April 2011) www.youtube.com/watch?v=PPQhj6ktYSo (Kapitel 3)

Arnsten, Amy F. T.: Stress signalling pathways that impair prefrontal cortex structure and function. Nature Reviews Neuroscience 10, Nr. 6 (2009): 410–22. dx.doi.org/10.1038/nrn2648 (Kapitel 4)

Bartels, Daniel M.; Urminsky, Oleg: On intertemporal selfishness: How the perceived instability of identity underlies impatient consumption. Journal of Consumer Research 38.1 (2011): 182–98. dx.doi.org/10.1086/658339 (Kapitel 3)

Baumeister, Roy F.; Tierney, John: Willpower. Rediscovering the Greatest Human Strenght. New York. Penguin Books 2011. Deutsche Ausgabe: Die Macht der Disziplin: Wie wir unseren Willen trainieren können; Campus Verlag 2013 (Kapitel 2, 5)

Baumeister, Roy F.; Bratslavsky, Ellen; Muraven, Mark; Tice, Dianne M.: Ego depletion: Is the active self a limited resource? Journal of Personality and Social Psychology 74, Nr. 5 (1998): 1252–65. psycnet.apa.org/index.cfm?fa=buy.optionToBuy&id=1998-01923-011 (Kapitel 5)

Bennett, Michael; Bennett, Sarah: F*ck Feelings: One Shrink's Practical Advice for Managing All Life's Impossible Problems. New York: Simon & Schuster 2015. Deutsche Ausgabe: Fuck Feelings – Das Leben ist hart, sei härter; Fischer Taschenbuch 2015 (Kapitel 1)

Bove, Caron F.; Sobal, Jeffery: Body weight relationships in early marriage: Weight relevance, weight comparisons, and weight talk. Appetite 57, Nr. 3 (2011): 729–42. dx.doi.org/10.1016%2Fj.appet.2011.08.007 (Kapitel 2)

Bublitz, Melissa G.: Why did I eat that? Perspectives on food decision making and dietary restraint. The University of Wisconsin-Milwaukee, 2011. dx.doi.org/10.1016%2Fj.jcps.2010.06.008 (Kapitel 1, 2)

Burnette, Jeni L.; Finkel, Eli J.: Buffering against weight gain following dieting setbacks: An implicit theory intervention. Journal of Experimental Social Psychology 48, Nr. 3 (2012): 721–25. doi.org/10.1016/j.jesp.2011.12.020 (Kapitel 2, 9)

Christianson, Alan: The Adrenal Reset Diet: Strategically Cycle Carbs and Proteins to Lose Weight, Balance Hormones, and Move from Stressed to Thriving. New York: Harmony 2014. Deutsche Ausgabe: Schlank ohne Stress: Nebennieren in Balance – Die Diät. Goldmann 2016 (Kapitel 6)

Cordain, Loren. The Paleo Diet: Lose Weight and Get Healthy by Eating the Foods You Were Designed to Eat (Neuauflage). Houghton Mifflin Harcourt 2011 (Kapitel 6)

Crockett, Molly J.; Braams, Barbara R.; Clark, Luke; Tobler, Philippe N.; Robbins, Trevor W.; Kalenscher, Tobias: Restricting temptations: Neural mechanisms of precommitment. Neuron 79, Nr. 2 (2013): 391–401. dx.doi.org/10.1016/j.neuron.2013.05.028 (Kapitel 5)

Crum, Alia J.; Corbin, William R.; Brownell, Kelly D.; Salovey, Peter: Mind over milkshakes: Mindsets, not just nutrients, determine ghrelin response. Health Psychology 30, Nr. 4 (2011): 424–429. doi.org/10.1037/a0023467 (Kapitel 2)

Cruwys, Tegan; Bevelander, Kirsten E.; Hermans, Roel C. J.: Social modeling of eating: A review of when and why social influence affects food intake and choice. Appetite 86 (2015): 3–18. doi.org/10.1016/j.appet.2014.08.035 (Kapitel 1)

Dallman, Mary F.; Pecoraro, Norman C., la Fleur, Susanne: Chronic stress and comfort foods: Self-medication and abdominal obesity. Brain, Behavior, and Immunity 19, Nr. 4 (2005): 275–80. doi.org/10.1016/j.bbi.2004.11.004 (Kapitel 6)

De Witt Huberts, Jessie C.; Evers, Catharine; de Ridder, Denise T.D.: 'Because I am worth it': A theoretical framework and empirical review of a justication-based account of self-regulation failure. Personality and Social Psychology Review 18, Nr. 2 (2014): 119–38. doi.org/10.1177/1088868313507533 (Kapitel 9)

Effron, Daniel A.: Beyond 'Being Good Frees Us to Be Bad': Moral Self-Licensing and the Fabrication of Moral Credentials (14. April 2015).

Effron, Daniel A.; Monin, Benoît; Miller, Dale T.: The unhealthy road not taken: Licensing indulgence by exaggerating counterfactual sins. Journal of Experimental Social Psychology 49, Nr. 3 (2013): 573–78. doi.org/10.1016/j.jesp.2012.08.012 (Kapitel 9)

Exline, Julie J.; Zell, Anne L.; Bratslavsky, Ellen; Hamilton, Michelle; Swenson, Anne: People-pleasing through eating: Sociotropy predicts greater eating in response to perceived social pressure. Journal of Social and Clinical Psychology 31, Nr. 2 (2012): 169–93. guilfordjournals.com/doi/abs/10.1521/jscp.2012.31.2.169 (Kapitel 1)

Fedoro, Ingrid C.; Polivy, Janet; Herman, C. Peter: The effect of pre-exposure to food cues on the eating behavior of restrained and unrestrained eaters. Appetite 28, Nr. 1 (1997): 33–47. doi.org/10.1006/appe.1996.0057 (Kapitel 1)

Feinman, Richard D.; Fine, Eugene J.: "A calorie is a calorie" violates the second law of thermodynamics. Nutrition Journal 3, Nr. 1 (2004): 9. dx.doi.org/10.1186%2F1475-2891-3-9 (Kapitel 6)

Fox, Robin: Food and Eating: An Anthropological Perspective. Social Issues Research Centre, Oxford. www.sirc.org/publik/food_and_eating_0.html (Kapitel 2)

Goldsmith, Marshall. Triggers: Creating Behavior That Lasts – Becoming the Person You Want to Be. Crown Business 2015 (Kapitel 5)

Gottfried, Sara: The Hormone Reset Diet: Heal Your Metabolism to Lose Up to 15 Pounds in 21 Days. New York. HarperOne 2015. Deutsche Ausgabe: Die Hormondiät: Den Stoffwechsel regulieren und erfolgreich abnehmen durch Neustart des Hormonsystems. VAK 2016 (Kapitel 6)

Greeson, Jeffrey M.: Mindfulness research update: 2008. Complementary Health Practice Review 14, Nr. 1 (2009): 10–18. dx.doi.org/10.1177%2F1533210108329862 (Kapitel 4)

Guinard, Jean-Xavier; Mazzucchelli, Rossella: The sensory perception of texture and mouthfeel. Trends in Food Science & Technology 7, Nr. 7 (1996): 213–19. doi.org/10.1016/0924-2244(96)10025-X (Kapitel 8)

Habib, Reza: On the relation between conceptual priming, neural priming, and novelty assessment. Scandinavian Journal of Psychology 42, Nr. 3 (2001): 187–95. doi.org/10.1111/1467-9450.00230 (Kapitel 8)

Hargrave, John S.: Mind Hacking: How to Change Your Mind for Good in 21 Days. Gallery Books 2016 (Kapitel 9)

Heatherton, Todd F.: Neuroscience of self and self-regulation. Annual Review of Psychology 62 (2011): 363–90. dx.doi.org/10.1146%2Fannurev.psych.121208.131616 (Kapitel 4)

Heatherton, Todd F.; Wagner, Dylan D.: Cognitive neuroscience of self-regulation failure. Trends in Cognitive Sciences 15, Nr. 3 (2011): 132–39. doi.org/10.1016/j.tics.2010.12.005 (Kapitel 9)

Hershfield, Hal E.; Goldstein, Daniel G.; Sharpe, William F.; Fox, Jesse; Yeykelis, Leo; Carstensen, Laura L.; Bailenson, Jeremy N.: Increasing saving behavior through age-progressed renderings of the future self.

Journal of Marketing Research 48, Nr. SPL (2011): S 23–S 37. dx.doi.org/10.1509/jmkr.48.SPL.S 23 (Kapitel 3, 9)

Hershfield, Hal E.: Future self-continuity: How conceptions of the future self transform intertemporal choice. Annals of the New York Academy of Sciences 1235 (2011): 30. dx.doi.org/10.1111/j.1749-6632.2011.06201.x (Kapitel 3)

Hershfield, Hal E.; Wimmer, G. Elliott; Knutson, Brian: Saving for the future self: Neural measures of future self-continuity predict temporal discounting. Social Cognitive and A ective Neuroscience 4, Nr. 1 (2009): 85–92. doi.org/10.1093/scan/nsn042 (Kapitel 3)

Hershfield, Hal E.; Garton, Tess; Ballard, Kacey; Samanez-Larkin, Gregory R.; Knutson, Brian: Don't stop thinking about tomorrow: Individual differences in future self-continuity account for saving. Judgment and Decision Making 4, Nr. 4 (2009): 280–86. halhershfield.com/wp-content/uploads/2016/06/Ersner-Hershfield_Garton_Ballard_Samanez-Larkin_Knutson_2009_JDM.pdf (Kapitel 3)

Higgs, Suzanne; Donohoe, Jessica E.: Focusing on food during lunch enhances lunch memory and decreases later snack intake. Appetite 57, Nr. 1 (2011): 202–6. dx.doi.org/10.1016/j.appet.2011.04.016 (Kapitel 4)

Higgs, Suzann; Woodward, Morgan. Television watching during lunch increases afternoon snack intake of young women. Appetite 52, Nr. 1 (2009): 39–43. doi.org/10.1016/j.appet.2008.07.007 (Kapitel 4)

Holmes, Hannah. Quirk: Brain Science Makes Sense of Your Particular Personality. Random House 2011 (Kapitel 4)

Hu, T.; Yao, L.: Reynolds, K.; Niu, T.; Li, S.; Whelton, P. K.; He, J.; Bazzano, L.: The effects of a low-carbohydrate diet on appetite: A randomized controlled trial. Nutrition, Metabolism and Cardiovascular Diseases 26, Nr. 6 (2016): 476–88. doi.org/10.1016/j.numecd.2015.11.011 (Kapitel 6)

Hyde, Robert J.; Witherly, Steven A.: Dynamic contrast: A sensory contribution to palatability. Appetite 21, Nr. 1 (1993): 1–16. doi.org/10.1006/appe.1993.1032 (Kapitel 8)

Hyman, Mark: Eat Fat, Get Thin: Why The Fat We Eat Ist he Key to Sustained Weight Loss and Vibrant Health. New York. Little, Brown and Company, 2016. Deutsche Ausgabe: Iss Fett, werde schlank. Warum wir Fett essen müssen, um abzunehmen und gesund zu bleiben. Riva 2018 (Kapitel 6)

Inzlicht, Michael; Gutsell, Jennifer N.: Running on empty: Neural signals for self-control failure. Psychological Science 18, Nr.11 (2007): 933–37; doi.org/10.1111/j.1467-9280.2007.02004.x (Einleitung)

Inzlicht, Michael; Berkman, Elliot; Elkins-Brown, Nathaniel: The neuroscience of 'ego depletion'. Social Neuroscience: Biological Approaches to Social Psychology (2016): 101–23. www.researchgate.net/profile/Elliot_Berkman/publication/273805571_The_neuroscience_of_ego_depletion_or_How_the_brain_can_help_us_understand_why_self-_control_seems_limited/links/550ddb6f0cf2128741675f8e.pdf (Kapitel 4)

Kurth-Nelson, Zeb; Redish, A. David: Don't let me do that! – Models of precommitment. Frontiers in Neuroscience 6 (2012): 138. dx.doi.org/10.3389/fnins.2012.00138 (Kapitel 5)

Lam, Sze Kwan; Ng, Tzi Bun: Lectins: Production and practical applications. Applied Microbiology and Biotechnology 89, Nr. 1 (2011): 45–55. doi.org/10.1007/s00253-010-2892-9 (Kapitel 6)

Lethbridge; Jessica, Watson, Hunna J.; Egan, Sarah J.; Street, Helen; Nathan, Paula R.: The role of perfectionism, dichotomous thinking, shape and weight overvaluation, and conditional goal setting in eating disorders. Eating Behaviors 12, Nr. 3 (2011): 200–206. doi.org/10.1016/j.eatbeh.2011.04.003 (Kapitel 2)

Levitin, Daniel J.: The Organized Mind: Thinking Straight in the Age of Information Overload. Plume 2014 (Kapitel 5)

Louis, Meryl Reis; Sutton, Robert I.: Switching cognitive gears: From habits of mind to active thinking. Human Relations 44, Nr. 1 (1991): 55–76. psycnet.apa.org/doi/10.1177/001872679104400104 (Kapitel 2, 9)

Ludwig, David: Always Hungry? Conquer Cravings, Retrain Your Fat Cells, and Lose Weight Permanently. New York: Grand Central Life & Style, 2016. Deutsche Ausgabe: Nimmersatt? Warum wir Fett brauchen, um schlank zu werden. Goldmann Verlag 2016 (Kapitel 6)

Maccotta, Luigi; Buckner, Randy L.: Evidence for neural effects of repetition that directly correlate with behavioral priming. Journal of Cognitive Neuroscience 16, Nr. 9 (2004): 1625–32. doi.org/10.1162/0898929042568451 (Kapitel 8)

Mann, Traci: Secrets from the Eating Lab: The Science of Weight Loss, the Myth of Willpower, and Why You Should Never Diet Again. Harper Wave 2015 (Kapitel 2)

Mann, Traci; Ward, Andrew: To eat or not to eat: Implications of the attentional myopia model for restrained eaters. Journal of Abnormal Psychology 113, Nr. 1 (2004): 90–98. dx.doi.org/10.1037/0021-843X.113.1.90 (Kapitel 4)

Masic, Una; Yeomans, Martin R.: Umami flavor enhances appetite but also increases satiety. The American Journal of Clinical Nutrition 100, Nr. 2 (2014). 532–38. ajcn.nutrition.org/content/100/2/532 (Kapitel 8)

Masley, Steven; Bowden, Jonny: Smart Fat: Eat More Fat. Lose More Weight. Get Healthy Now. HarperOne 2016 (Kapitel 6)

McFarlane, Traci; Polivy, Janet, Herman, C. Peter: Effects of false weight feedback on mood, self-evaluation, and food intake in restrained and unrestrained eaters. Journal of Abnor- mal Psychology 107, Nr. 2 (1998): 312–18. dx.doi.org/10.1037/0021–843X.107.2.312 (Kapitel 2)

McGinnis, J. Michael et al.: Factors Shaping Food and Beverage Consumption of Children and Youth. Food Marketing to Children and Youth: reat or Opportunity? National Academies Press 2006 (Kapitel 2)

McGonigal, Kelly: The Willpower Instinct: How Self-Control Works, Why It Matters, and What You Can Do to Get More of It. New York: Avery 2012. Deutsche Ausgabe: Bergauf mit Rückenwind: Willenskraft effizient einsetzen, Goldmann Verlag 2012 (Kapitel 1, 2, 3, 9)

McQuaid, John: Tasty: The Art and Science of What We Eat. Scribner 2015 (Kapitel 8)

Morin-Audebrand, Léri; Mojet, Jos; Chabanet, Claire; Issanchou, Sylvie; Møller, Per: The role of novelty detection in food memory. Acta Psychologica 139, Nr. 1 (2012): 233–38. doi.org/10.1016/j.actpsy.2011.10.003 (Kapitel 8)

Mullen, Elizabeth; Monin, Benoît: Consistency versus licensing effects of past moral behavior. Annual Review of Psychology 67 (2016): 363–85. doi.org/10.1146/annurev-psych-010213-115120 (Kapitel 9)

Myers, Christopher G.; Staats, Bradley R.; Gino, Francesca: "My bad!" How internal attribution and ambiguity of responsibility affect learning from failure. Arbeitspapier, Harvard Business School (18. April 2014): 1–51. citeseerx.ist.psu.edu/viewdoc/download?doi=10.1.1.1020.1380&rep=rep1&type=pdf (Kapitel 9)

Nickols-Richardson, Sharon M.; Dean Coleman, Mary; Volpe, Joanne J.; Hosig, Kathy W.: Perceived hunger is lower and weight loss is greater in overweight premenopausal women consuming a low-carbohydrate/high-protein vs high-carbohydrate/low-fat diet. Journal of the American Dietetic Association 105, Nr. 9 (2005): 1433–37. doi.org/10.1016/j.jada.2005.06.025 (Kapitel 6)

O'Donoghue, Ted; Rabin, Matthew: Doing it now or later. American Economic Review (1999): 103–24. www.jstor.org/stable/116981 (Kapitel 3)

Oldham-Cooper, Rose E.; Hardman, Charlotte A.; Nicoll, Charlotte E.; Rogers, Peter J.; Brunstrom, Jeffrey M.: Playing a computer game during lunch affects fullness, memory for lunch, and later snack intake. The American Journal of Clinical Nutrition 93, Nr. 2 (2011): 308–13. doi.org/10.3945/ajcn.110.004580 (Kapitel 4)

Polivy, Janet; Herman, C. Peter: Dieting and binging: A causal analysis. American Psychologist 40, Nr. 2 (1985): 193–201. dx.doi.org/10.1037/0003-066X.40.2.193 (Kapitel 2)

Polivy, Janet; Herman, C. Peter; Hackett, Rick; Kuleshnyk, Irka: The effects of self-attention and public attention on eating in restrained and unrestrained subjects. Journal of Personality and Social Psychology 50, Nr. 6 (1986): 1253–60. psycnet.apa.org/doi/10.1037/0022-3514.50.6.1253 (Kapitel 4)

Prinsen, Sosja; Evers, Catharine, de Ridder, Denise: Oops I did it again: Examining self-licensing effects in a subsequent self-regulation dilemma. Applied Psychology: Health and Well-Being 8, Nr. 1 (2016): 104–26. doi.org/10.1111/aphw.12064 (Kapitel 2, 9)

Ranganath, Charan; Rainer, Gregor: Neural mechanisms for detecting and remembering novel events. Nature Reviews Neuroscience 4, Nr. 3 (2003): 193–202. doi.org/10.1038/nrn1052 (Kapitel 8)

Rosenzweig, Emily: With eyes wide open: How and why awareness of the psychological immune system is compatible with its efficacy. Perspectives on Psychological Science 11, Nr. 2 (2016): 222–38. doi.org/10.1177/1745691615621280 (Kapitel 9)

Rubin, Gretchen: Better Than Before. What I Learned About Making and Breaking Habits – to Sleep More, Quit Sugar, Procrastinate Less, and Generally Build a Happier Life. New York: Crown Publishers 2015. Deutsche Ausgabe: Erfinde Dich Neu: Verändere deine Verhaltensmuster und werde glücklicher, produktiver und besser als je zuvor; CBX Verlag, Kindle-Edition 2015 (Kapitel 1, 2, 3, 9)

Schacter, Daniel L.; Wig, Gagan S.; Stevens, W. Dale: Reductions in cortical activity during priming. Current Opinion in Neurobiology 17, Nr. 2 (2007): 171–76. doi.org/10.1016/j.conb.2007.02.001 (Kapitel 8)

Segnit, Niki: The Flavor Thesaurus: A Compendium of Pairings, Recipes and Ideas for the Creative Cook. New York: Bloomsbury, 2010. Deutsche Ausgabe: Der Geschmacksthesaurus. Rezepte, Ideen und Kombinationen für die kreative Küche, Piper Verlag 2015 (Kapitel 8)

Shamay-Tsoory, Simone G.; Fischer, Meytal; Dvash, Jonathan; Harari, Hagai; Perach-Bloom, Nufar; Levkovitz, Yechiel: Intranasal administration of oxytocin increases envy and schadenfreude (gloating). Biological Psychiatry 66, Nr. 9 (2009): 864–70. doi.org/10.1016/j.biopsych.2009.06.009 (Kapitel 6)

Sharma, Alka; Sehgal, Salil: Effect of processing and cooking on the antinutritional factors of faba bean (Vicia faba). Food Chemistry 43, Nr. 5 (1992): 383–85. doi.org/10.1016/0308-8146(92)90311-O (Kapitel 6)

Sirois, Fuschia M.; Kintner, Ryan; Hirsch, Jameson K.: Self-compassion, affect, and health-promoting behaviors. Health Psychology 34, Nr. 6 (2015): 661. doi.org/10.1037/hea0000158 (Kapitel 2)

Sirois, Fuschia M.; Monforton, Jennifer; Simpson, Melissa: "If only I had done better": Perfectionism and the functionality of counterfactual thinking. Personality and Social Psychology Bulletin 36, Nr. 12 (2010): 1675–92. doi.org/10.1177/0146167210387614 (Kapitel 9)

Stanley, Elizabeth A.: Neuroplasticity, mind fitness and military effectiveness. Bio-Inspired Innovation and National Security. Ed. Robert E. Armstrong, Mark D. Drapeau, Cheryl A. Loeb, James L. Valdes. Washington DC: National Defense University Press, 2010: 257–79. www18.georgetown.edu/data/people/es63/publication-35451.pdf (Einleitung, Kapitel 4)

Stites, Shana D.; Singletary, S. Brook; Menasha, Adeena; Cooblall, Clarissa; Hantula, Donald; Axelrod, Saul; Figueredo, Vincent M.; Phipps, Etienne J.: Pre-ordering lunch at work: Results of the what-to-eat-for lunch study. Appetite 84 (2015): 88–97. doi.org/10.1016/j.appet.2014.10.005 (Kapitel 5)

Teta, Jade; Teta, Keoni: Lose Weight Here: The Metabolic Secret to Target Stubborn Fat and Fix Your Problem Areas. Rodale 2015 (Kapitel 6)

Thompson, D'Arcy: Über Wachstum und Form. Eichborn Verlag 2006. Online (englischsprachig) archive.org/details/ ongrowthform00thom (Kapitel 2)

Tice, Dianne M.; Baumeister, Roy F.; Shmueli, Dikla; Muraven, Mark: Restoring the self: Positive affect helps improve self-regulation following ego depletion. Journal of Experimental Social Psychology 43, Nr. 3 (2007): 379–84. doi.org/10.1016/j.jesp.2006.05.007 (Kapitel 9)

Tice, Dianne M.; Bratslavsky Ellen; Baumeister, Roy F.: Emotional distress regulation takes precedence over impulse control: If you feel bad, do it!. Journal of Personality and Social Psychology 80, Nr. 1 (2001): 53–65. dx.doi.org/10.1037/0022-3514.80.1.53 (Kapitel 1)

Tribole, Evelyn; Resch, Elyse: Intuitive Eating: A Revolutionary Program That Works, 3 rd ed. New York: St. Martin's Griffin, 2012. Deutsche Ausgabe: Intuitiv abnehmen: Zurück zu natürlichem Essverhalten. Goldmann Verlag 2013 (Kapitel 4)

Turner, Natasha. The Hormone Diet: A 3-Step Program to Help You Lose Weight, Gain Strength, and Live Younger Longer. Rodale 2009 (Kapitel 6)

van den Bos, Ruud; de Ridder, Denise: Evolved to satisfy our immediate needs: Self-control and the rewarding properties of food. Appetite 47, Nr. 1 (2006): 24–29. doi.org/10.1016/j.appet.2006.02.008 (Kapitel 1)

van Gelder, Jean-Louis; Hershfield Hal E.; Nordgren, Loran F.: Vividness of the future self predicts delinquency. Psychological Science 24, Nr. 6 (2013): 974–80. dx.doi.org/10.1177/0956797612465197 (Kapitel 3)

van Lange, Paul A. M.; van Prooijen, Jan-Willem (Red.), Cheating, Corruption, and Concealment: Roots of Unethical Behavior. Cambridge University Press 2016. ssrn.com/abstract=2594403 (Kapitel 9)

Vartanian, Lenny R.; Kernan, Kristin M.; Wansink, Brian: Clutter, chaos, and overconsumption: The role of mind-set in stressful and chaotic food environments. Environment and Behavior 49, 2 (2016): 215–23. dx.doi.org/10.1177 %2F0013916516628178 (Kapitel 5)

Vohs, Kathleen D.; Baumeister, Roy F.; Schmeichel, Brandon J.; Twenge, Jean M.; Nelson, Noelle M.; Tice, Dianne M.: Making choices impairs subsequent self-control: A limited-resource account of decision making, self-regulation, and active initiative. Journal of Personality and Social Psychology 94, Nr. 5 (2008): 883–98. dx.doi.org/10.1037/0022-3514.94.5.883 (Kapitel 5)

Wagner, Dylan D.; Heatherton, Todd F.: Self-regulation and its failure: The seven deadly threats to self-regulation. APA Handbook of Personality and Social Psychology 1 (2015): 805–42. psycnet.apa.org/doi/10.1037/14341-026 (Kapitel 2)

Wansink, Brian; Van Ittersum, Koert; Painter, James E.: Ice cream illusions: Bowls, spoons, and self-served portion sizes. American Journal of Preventive Medicine 31, Nr. 3 (2006): 240–43. doi.org/10.1016/j.amepre.2006.04.003 (Kapitel 4)

Webb, Thomas L.; Sheeran, Paschal: Can implementation intentions help to overcome ego-depletion? Journal of Experimental Social Psychology 39, Nr. 3 (2003): 279–86. doi.org/10.1016/S 0022-1031(02)00527-9 (Kapitel 9)

Westenhoefer, Joachim; Broeckmann, Petra; Münch, Anne-Kathrin; Pudel, Volker: Cognitive control of eating behavior and the disinhibition effect. Appetite 23, Nr. 1 (1994): 27–41. psycnet.apa.org/doi/10.1006/appe.1994.1032 (Kapitel 1)

Willett, Walter C.; Leibel, Rudolph L.: Dietary fat is not a major determinant of body fat. The American Journal of Medicine 113, Nr. 9 (2002): 47–59. doi.org/10.1016/S 0002-943(01)00992-5 (Kapitel 6)

Wood, Wendy; Neal, David T.: A new look at habits and the habit-goal interface. Psychological Review 114, Nr. 4 (2007): 843–63. doi.org/10.1037/0033-295X.114.4.843 (Kapitel 5)

Sachverzeichnis